肩こり・首痛完全解消! 10秒胸椎のばし

解決肩頸僵硬的10秒
胸椎伸展操

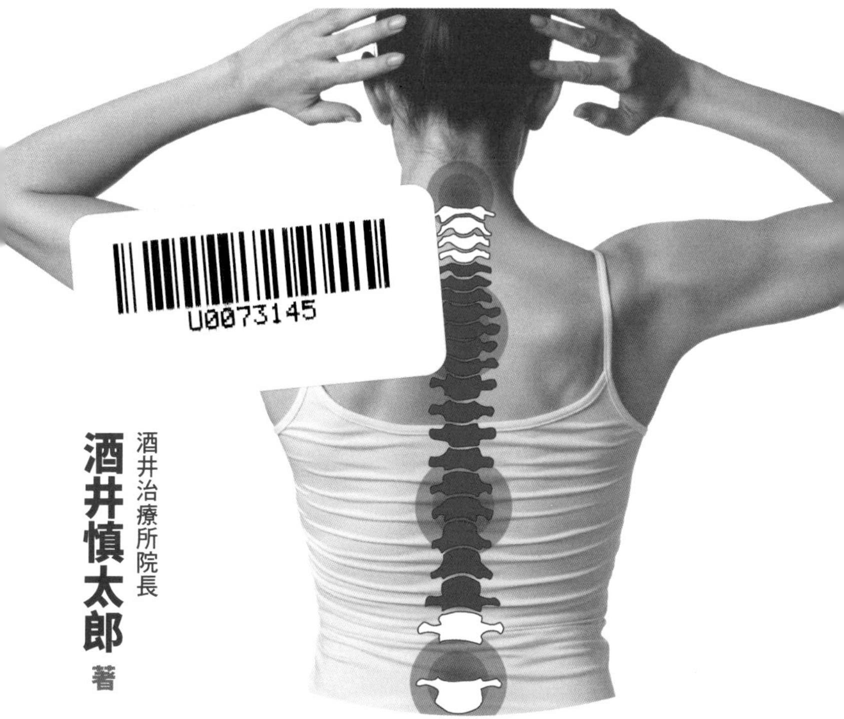

酒井治療所院長
酒井慎太郎 著

在上背部位，胸椎由上往下通過左右側肩胛骨的正中間。人類的脊椎由7塊頸椎、12塊胸椎、5塊腰椎和薦骨、尾骨組合而成，其中胸椎的活動度最差。

不過，就算我說「胸椎活動度差」，大多數的人應該一點概念都沒有吧。這也是理所當然的事，畢竟截至目前為止，胸椎幾乎不曾沐浴在聚光燈下。誠如大家所知，頸椎出問題容易引起頸痛和肩部僵硬，而腰椎出問題則容易引起腰痛。因此，頸椎和腰椎向來是眾人所關注的焦點，相較之下，沒什麼人留意過胸椎的存在。多數人都以為胸椎只是「脊椎中連結頸部和腰部的一小部分」。

但這是一個非常大的盲點，**胸椎其實握有攸關人體健康的鑰匙**。

胸椎一旦失去柔軟度，由此產生的不舒服感覺會陸續傳至頸椎和腰椎，進而引起肩部僵硬、頸痛、腰痛等症狀。**追根究柢來說，是胸椎問題造成頸、肩、腰等部位的不適症狀**。

胸椎位置

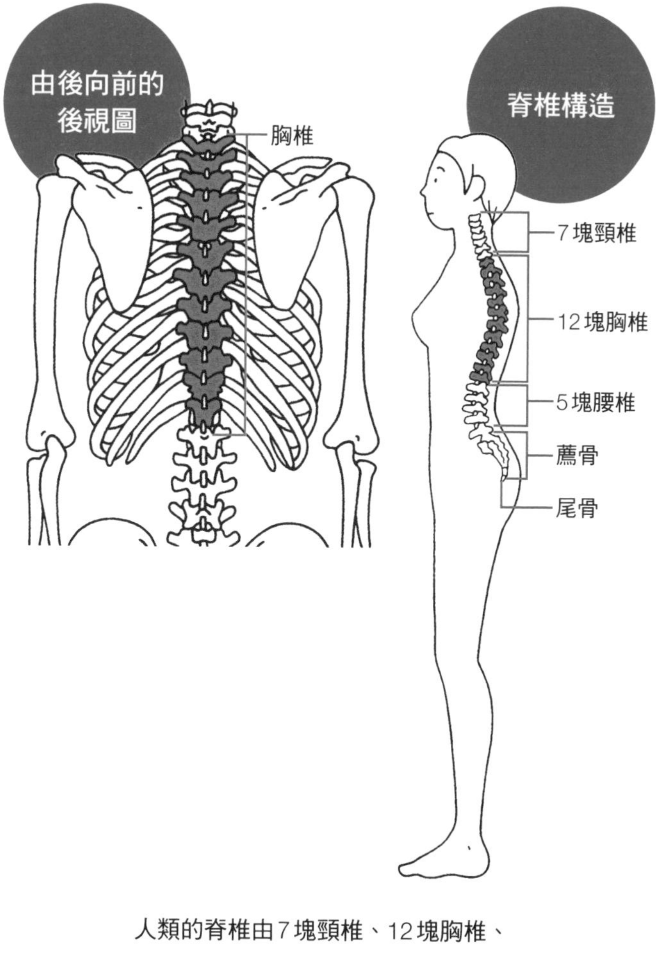

人類的脊椎由7塊頸椎、12塊胸椎、
5塊腰椎和薦骨、尾骨組合而成。

胸椎活動度欠佳會對以肩頸為首的上半身健康造成決定性的影響。

當上背部的胸椎變僵硬，肩頸部位也難免跟著出狀況。為了保持頸、肩、背部等上半身關節的健康，首要之務是讓胸椎和胸椎一帶的肌肉維持一定的活動度和柔軟度。

我在東京都王子地區開設了一間治療所，專攻頸痛、肩部僵硬、腰痛、膝蓋痛等「解決疼痛的治療」。開業20幾年來，**治癒的患者已經超過100萬人**。

從長年來的治療過程中，我發現隨著時代的變遷，困擾患者的主訴症狀逐漸有了變化。相比於過去，最明顯的改變是抱怨肩頸不舒服的患者增加了不少。

這恐怕是因為智慧型手機的出現，導致我們採取低頭姿勢的機會增加，進而使肩頸問題變多。相比於十幾年前，肩頸不適的患者幾乎以倍數不斷成長。

每天為這些病患看診，我逐漸發現並領悟「胸椎的重要性」。

老實說，我過去也一度認為胸椎是「不怎麼重要的關節」，但舒緩背部緊繃，胸椎恢復既有活動度之後，肩頸、腰部的不適症狀多半會迎刃而解，我這時才恍然大悟：「該不會胸椎才是真正的治療重點！」隨著這種病例的增加，我愈發確信：「胸椎才是真正的關鍵所在。」

現在除了頸痛、肩部僵硬的患者之外，針對因腰痛或膝蓋痛而上門求診的患者，我也必定先確認他們的胸椎情況。

胸椎是脊椎中最重要的部分。為了頸、肩、背部關節能順暢運作，身體能靈活運動，絕對欠缺不了的就是隨時保持胸椎的柔韌。

本書彙整了「透過調整胸椎以解決關節問題的訣竅」，而想要舒緩僵硬緊繃的胸椎，恢復胸椎的柔韌，勢必得養成「伸展胸椎的習慣」。接下來將以專門手法「胸椎伸展操」為主軸，向大家介紹保持胸椎健康的方法。

「胸椎伸展操」是一種能夠獨自完成的運動，一次「胸椎伸展操」也只需要短短10秒。養成早晚各一次10秒伸展操的習慣，有助於恢復身體健康。

每天實踐「10秒胸椎伸展操」，能夠有效解決肩頸僵硬、痠痛等惱人問題。另一方面，**對於腰痛或膝蓋痛也有不小的影響力**。

養成「10秒胸椎伸展操」的習慣，告別關節的不適將指日可待，讓我們能在不痛不痠的狀態下自由活動關節，永保身體健康與靈活輕巧。

胸椎是全身活動的重要關鍵，只要胸椎夠柔韌，自然能夠解決肩頸不適問題，整個身體也會變得更加靈敏。舒緩背部的僵硬緊繃，恢復胸椎的活動度，勢必能找回身體該有的靈活流暢。

當身體能夠隨心所欲地自由活動，我們的每一天，我們的人生也會變得更加活躍。現在讓我們一起伸展胸椎，挺直背脊，展開充實的人生吧。

目錄

Part1

肩部僵硬、頸部痠痛、背部緊繃……不適症狀連鎖反應的始作俑者是『胸椎』

Part2

恢復胸椎原有的活動度，徹底解決頸、肩、腰部的麻煩問題！

Part3

關節的不適症狀就交給「10秒胸椎伸展操」吧！

Part4

保持頸、肩、背部每天都能活動自如的25招生活術

改善「容易造成胸椎活動度變差的生活習慣」

Part5

確實伸展胸椎，讓每一天的動作都如行雲流水般順暢！

Part 1

肩部僵硬、頸部痠痛、背部緊繃……不適症狀連鎖反應的始作俑者是「胸椎」

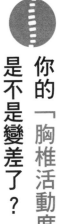

你的「胸椎活動度」是不是變差了？

「肩頸背部僵硬痠痛已成為常態。」

「肩胛骨內側僵硬緊繃。」

「背部像鐵板一樣硬梆梆。」

「按摩也無法消除緊繃。」

「肩頸僵硬到無法轉向側邊或向上抬起。」

「僵硬和疼痛劇烈時，會有頭痛或噁心的現象。」

各位曾有類似的不舒服症狀嗎？有的話就是胸椎僵硬緊繃，活動度欠佳的鐵證。

胸椎一旦僵硬緊繃，除了頸、肩、背部會產生種種不適症狀外，也容易導致姿勢和重心失衡，而使活動身體的關節可動範圍變狹窄。

現在讓我們先從身體檢測開始。

這是個簡單的自我檢測，請先闔上書本，坐在椅子上並挺直背脊，接著將雙臂向前伸直，雙手合掌。維持下半身朝向前方的狀態，慢慢將上半身連同伸直的雙臂轉向側邊，於合掌狀態下，將上半身向左、向右旋轉至極限。

各位可以旋轉至什麼程度呢？

只要胸椎夠柔韌，應該有辦法將雙手合掌的手臂輕鬆向側邊旋轉90度。但胸椎僵硬緊繃的人，再怎麼努力頂多只能向側邊旋轉45度左右。

我想肯定有不少人對自己「旋轉角度竟然這麼小」而感到驚訝吧。

我經常針對肩頸僵硬、痠痛的患者進行「旋轉手臂檢測」，多數患者僅能旋轉45度左右，其中也不乏只有30度左右的人。

這也就是說，大部分的人都有胸椎活動度變差的問題。

胸椎是脊椎中負責「扭轉、旋轉身體」的部位。在這個檢測中只能稍微旋轉上半身的人，多半是因為胸椎僵硬緊繃，造成旋轉功能低下，導致身體無法順利扭轉。

其實多數人根本沒發覺自己的胸椎活動度變差，但胸椎功能變差的確會給人帶來不少以肩頸僵硬痠痛為首的各種惱人問題。

小智子的疑問

「為什麼小孩不會肩膀僵硬？」

過去我曾經受邀擔任NHK電視台「小智子開罵！（チコちゃんに叱られる！）」節目的來賓，專門解說關節大小事。頂著小瓜呆頭的5歲小女孩小智子（チコちゃ

旋轉手臂檢測

坐在椅子上並將雙臂向前伸直，維持下半身朝向前方的狀態，
接著將上半身連同伸直的雙臂盡量轉向側邊。

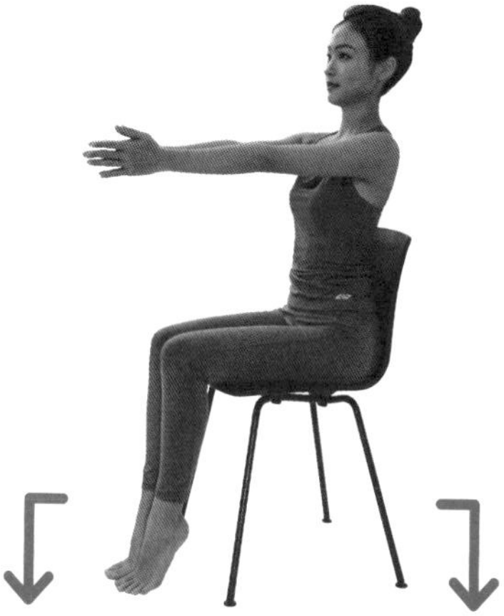

雙臂能夠向側邊旋轉90度

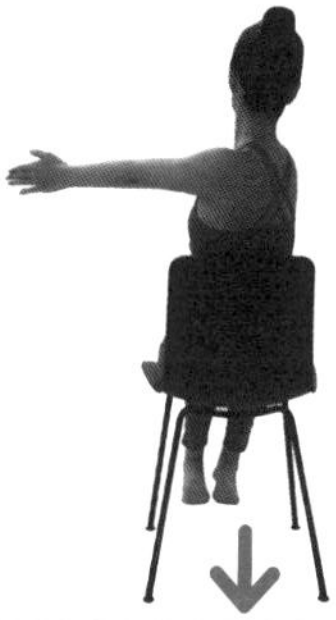

胸椎功能正常

雙臂只能稍微向側邊旋轉

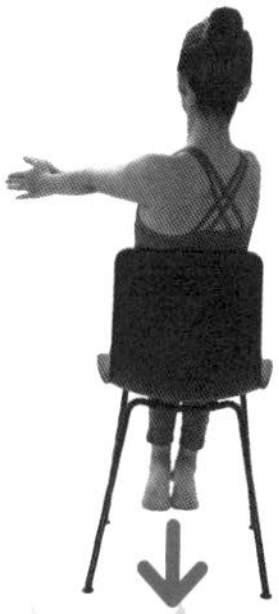

胸椎活動度
欠佳！

ん）時常提出非常直白的問題，一旦來賓回答不出來，小智子便生氣大罵：「不要活得這麼不明不白啦！」這個橋段總是吸引不少觀眾準時收看。

有一次，小智子在節目中問道：「為什麼小孩很少有肩膀僵硬的問題呢？」

沒錯，大約10歲以下的小孩多半沒有肩膀僵硬問題。大家知道為什麼嗎？

答案是**「因為小孩的關節多半能正常運轉」**。

為了支撐沉重的頭，又要雙足行走，小孩的大腦和身體被灌輸正確的關節運轉方式和身體活動方式。即便沒有人教，也能自行爬行、站起身走路、甚至奔跑。因此，**活動身體的時候，只要關節正確運轉，自然不會發生肩膀僵硬或腰痛等問題**。

然而過了10歲以後，身高開始突飛猛進，不少人因此養成不良姿勢的習慣。

其中最有問題的是「頭部向前突出」、「彎腰駝背」的不良姿勢。

這個姿勢一旦演變成習慣，頭部重量會落在頸椎和胸椎上，造成頸部後方、肩部、背部等肌肉持續處於緊繃狀態。經年累月下來，疲勞不斷蓄積在肩部、頸部和脊椎，也難怪許多人時常抱怨肩頸僵硬或背部緊繃。

也就是說，每個小孩的關節原本都能正確運轉，但隨著成長，養成姿勢不良的習慣，導致重量持續施加於頸椎和胸椎上，進而使頸、肩和脊椎等部位的關節漸漸無法順利運轉。

而胸椎僵硬緊繃造成活動度變差，最後也會落得同樣下場。

雖然孩童時期可以保持靈活的胸椎運動，但隨著姿勢不良的壞習慣養成，胸椎功能逐漸下降，久而久之就變成嘎吱作響的僵硬胸椎。我想在各位讀者當中，肯定有不少人的胸椎活動度都是循著這個模式逐漸變差。

每10個人之中約8個人有頸椎過直或駝背的傾向

從一個人的站立姿勢或走路姿勢，我一眼便能出看出他是否有胸椎僵硬緊繃的問題。

因為胸椎僵硬的身體形狀有個非常大的特徵，從側邊觀察人體時，頭部向斜前上方突出，而頸部延伸至背部的線條則是向後方彎曲。

順帶一提，由於頸椎生理曲線消失（生理曲線變直），頭部才會向斜前上方突出，這種現象稱為「頸椎過直」。另外，背部線條彎曲，則是大家普遍熟悉的「駝背」姿勢。

我以前曾經協助電視節目「肩頸僵硬、痠痛特輯」錄製「透過觀察街上行人姿勢，找出深受肩頸僵硬、痠痛所苦的人」的街頭訪問節目。攔住有頸椎過直或駝背傾向的路人，對他們進行訪談。被我所攔下的人之中，幾乎百分之百都有肩頸僵硬痠痛的苦惱。

大家可以試著前往人多的地方，仔細觀察路人的姿勢，應該不難發現頭部向前突出且駝著背走路的人真的很多。

其實路上還有一些難以一眼看出胸椎有問題的人，但以我的角度來看，這些人不是「頭部向前突出」，就是「背部彎曲」。包含這些「輕症」的人在內，每10個路人當中，大約8個有頸椎過直或駝背的傾向，而有這些姿勢的人**百分之百肯定有胸椎僵硬且活動度低下的問題**。

頭部向前突出，彎著背走路，代表彎曲的脊椎前端懸掛著沉重的頭部，一整天下來，頸椎和胸椎因為承受不了重量壓力而導致功能逐漸衰退。

脊椎支撐著一顆保齡球的重量

據說人類頭部重量約相當於體重的10%，也就是說體重60 kg的人，頭部約6 kg重。換算成2ℓ的寶特瓶，大約是3瓶左右，這樣大家就知道有多麼沉重了吧。若換算成球類，保齡球重量大約6 kg，請大家想像一下脊椎支撐著重如保齡球的頭部那種畫面，這樣是不是稍微能理解頸部和肩部所承受的重量壓力了？

若再加上頭部向前突出，重量可就不只區區6 kg了。頭部向前傾斜30度時，隨著向下的重力作用變大，脊椎必須承受正常狀態的3倍重量。

6 kg的3倍是18 kg。一想到脊椎承受這麼大的重量，大家應該很擔心彎曲的脊椎會從中斷裂吧。另一方面，頭部向前傾斜60度時，脊椎必須承受超過正常狀態的4.5

頭部向前傾斜30度，負荷增加3倍；向前傾斜60度，負荷增加4.5倍

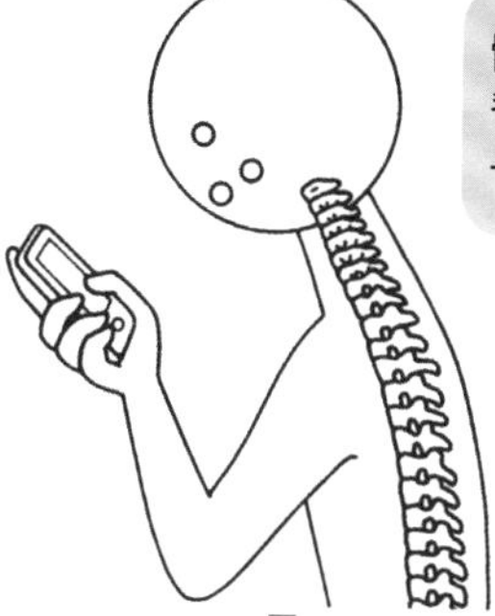

體重60kg的人，
脊椎得隨時扛著
一顆6kg的保齡球

27kg
＝
小學3年級男生的
平均體重！

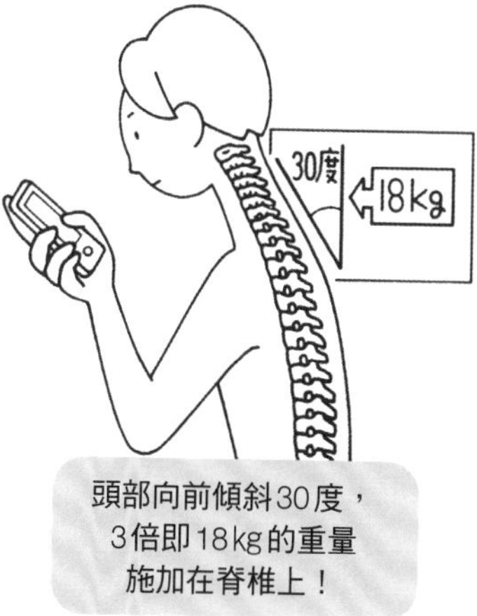

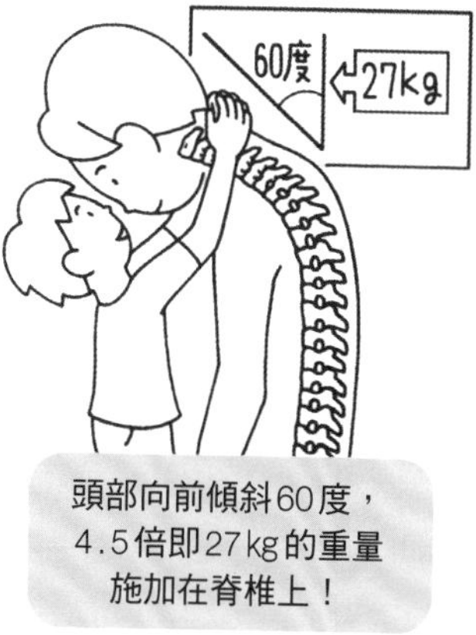

頭部向前傾斜30度，
3倍即18kg的重量
施加在脊椎上！

頭部向前傾斜60度，
4.5倍即27kg的重量
施加在脊椎上！

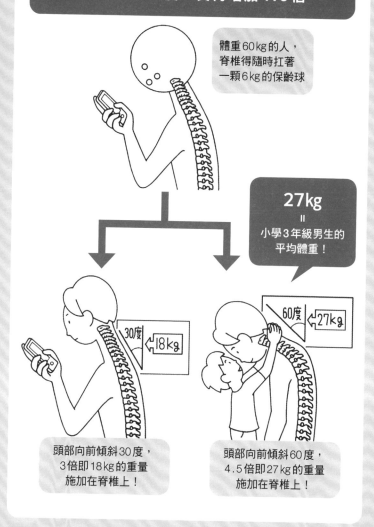

倍重量，也就是27kg。27kg是小學3年級男生的平均體重，這好比頸部掛著一個小孩。由此可知，我們平時若總是**頭部向前突出，頸椎和胸椎勢必得承受這麼大的壓力**。

不過話說回來，只要頭部確實直立於脊椎上方，應該就不會發生這些問題。為了不費力地支撐沉重頭部，人體具備結構完善的「支柱」，這個支柱就是「脊椎」。

如先前所述，脊椎由7塊頸椎、12塊胸椎、5塊腰椎和薦骨、尾骨組合而成，而這個支柱構造中最重要的部分在於**脊椎整體呈輕微的S形弧度**。

S形弧度的功能是為了**平均分散頭部、上半身的重量負荷**。換句話說，只要頭部確實直立於脊椎上方，S形弧度便能充分發揮功能以巧妙地分散重量。

順帶一提，東京晴空塔和法隆寺的五重塔等直立式建築構造，為了避免禁不住地

脊椎構造與「良好姿勢」、「不良姿勢」

正確的姿勢

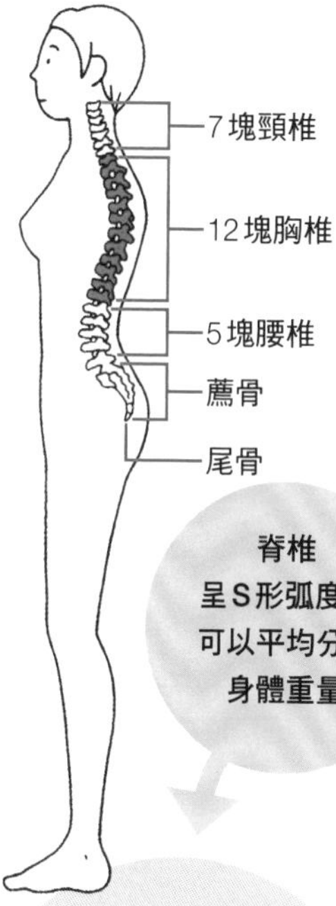

脊椎
呈S形弧度，
可以平均分散
身體重量

關節
順暢運轉

頸椎過直＆駝背

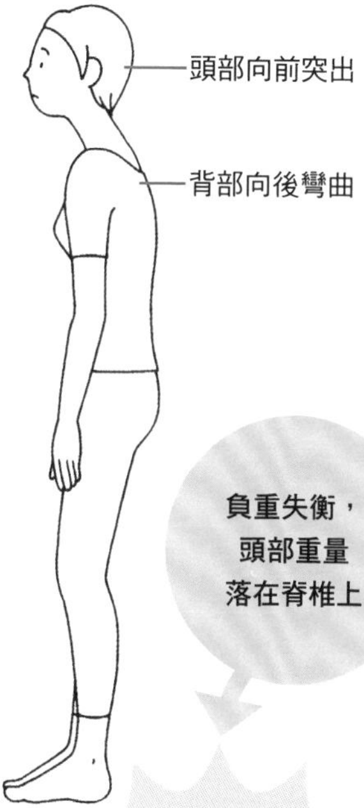

負重失衡，
頭部重量
落在脊椎上

引發
疼痛、僵硬等
關節問題

震威力而倒塌，建築物中心部位都有著能夠分散重量的心柱。人類的S形彎曲脊椎就好比心柱一樣，搭載了防震功能。

然而頭部向前方傾斜的話，這個S形弧度的功能會失去作用，頭部重量直接落在頸椎和胸椎上。

這麼一來，又會發生什麼事呢？

頸椎原本呈稍微前凸的弧度，但在頭部重量的作用下，弧度消失且逐漸朝頸椎過直的方向進展。一旦頸椎過直，**胸椎被迫支撐頭部重量時，容易造成胸椎往後彎曲並演變成駝背姿勢**。

頭部稍微向前傾斜30度，脊椎必須承擔一顆保齡球的3倍重量。假設這個重量一直吊掛於脊椎上，會造成頭部更加向前傾斜，背部更加向後彎曲，致使身體姿勢逐漸偏離正軌。**頭部向前突出，S形弧度難以發揮正常功能時，容易因為身體重心失**

衡而使脊椎無法擔負身為支柱的重責大任。
而隨著姿勢脫離正軌，胸椎功能也會逐漸衰退。

你的「胸椎僵硬程度」已達什麼等級？

那麼，胸椎僵硬導致功能衰退時，具體來說會出現哪些不適症狀和問題呢？
除肩頸僵硬、疼痛，以及背部緊繃外，還有其他形形色色的症狀，其中也不乏全身上下都感到不舒服的情況。
我相信肯定有不少人有過這方面的苦惱。現在先請大家透過以下的檢測表，確實掌握自己的狀況。
下列項目中，符合自身情況的請在□中打勾。

〈胸椎僵硬程度・檢測表〉

・輕症等級

□頸部、肩膀和上背部總是僵硬緊繃

□每天從事文書工作

□稍有空閒時間就滑手機

□自知有姿勢不良的問題

□有托腮、雙臂交叉於胸前、縮肩的習慣

□睡覺時不太會翻身

□一定要使用高枕頭才睡得著

・中症等級

□除肩膀僵硬、頸部疼痛外，還有手和手臂發麻現象

□緊繃僵硬情況嚴重時，會出現頭痛、眩暈、噁心、耳鳴等症狀

□肩胛骨內側、上背部偶爾有刺痛感

□扭轉頸部時無法看到身後的東西

□自知有頸椎過直或駝背的問題

□無法順利將手臂高舉至頭上

□胸部偶爾有壓迫感或疼痛感

□偶爾有下顎疼痛，嘴巴難以開闔的感覺（顳顎關節症候群）

□偶爾有難以吞嚥食物的感覺

□偶爾有呼吸困難、難以發出聲音的情況

□深受肋間神經痛所苦

・重症等級

□除了頸肩部位的問題，還有腰痛、膝蓋痛等不適症狀

□活動頸部時，同時出現腳麻現象

□被醫師診斷為自律神經失調或憂鬱症

大家的檢測結果為何呢？

在這項檢測中，「輕症等級」勾選項目較多者，代表胸椎僵硬程度尚處於輕微階段，但疏忽是大忌，任由這種情況持續發展下去，胸椎狀態、肩頸症狀會逐漸惡化。

另外，「中症等級」勾選項目多的人，已經來到胸椎功能衰退的階段。一旦進入這個階段，容易受到頸椎病的病症影響而出現各種亞健康症狀。

而乍看之下和胸椎無關的「吞嚥」、「呼吸」、「顳顎關節」等問題也會在這個階段陸續出現。

至於「重症等級」勾選項目多的人，已經進展至頸椎和胸椎問題對腰部、膝蓋、雙腳造成嚴重的影響。一旦進入這個階段，容易因為全身不舒服而導致身心俱疲，甚至演變成憂鬱症。

低估胸椎功能衰退帶來的不良影響，不僅症狀容易隨著等級進展而惡化，不舒服和出問題的範圍也會逐漸擴大，甚至加重疾病的嚴重度。

放任頸、肩不適，問題容易波及到腰部和膝蓋

做完上述檢測，我想多數人難免有「忽然想到的症狀」或「覺得在意的症狀」。胸椎功能衰退所帶來的不適症狀和問題大致可以分為「頸部、肩部、背部等關節症狀」、「頸部神經受到壓迫而引起的亞健康症狀」、「吞嚥或呼吸等胸部症狀」三種。

關於這三種症狀的特徵和原因，概略說明如下。

首先是「頸部、肩部、背部等關節症狀」。

如先前所述，頸部、肩部、背部的僵硬緊繃來自於姿勢不良。平時老是採取低頭、駝背姿勢，頸部、肩部、背部會因為必須支撐等同於3顆保齡球重量的頭部而

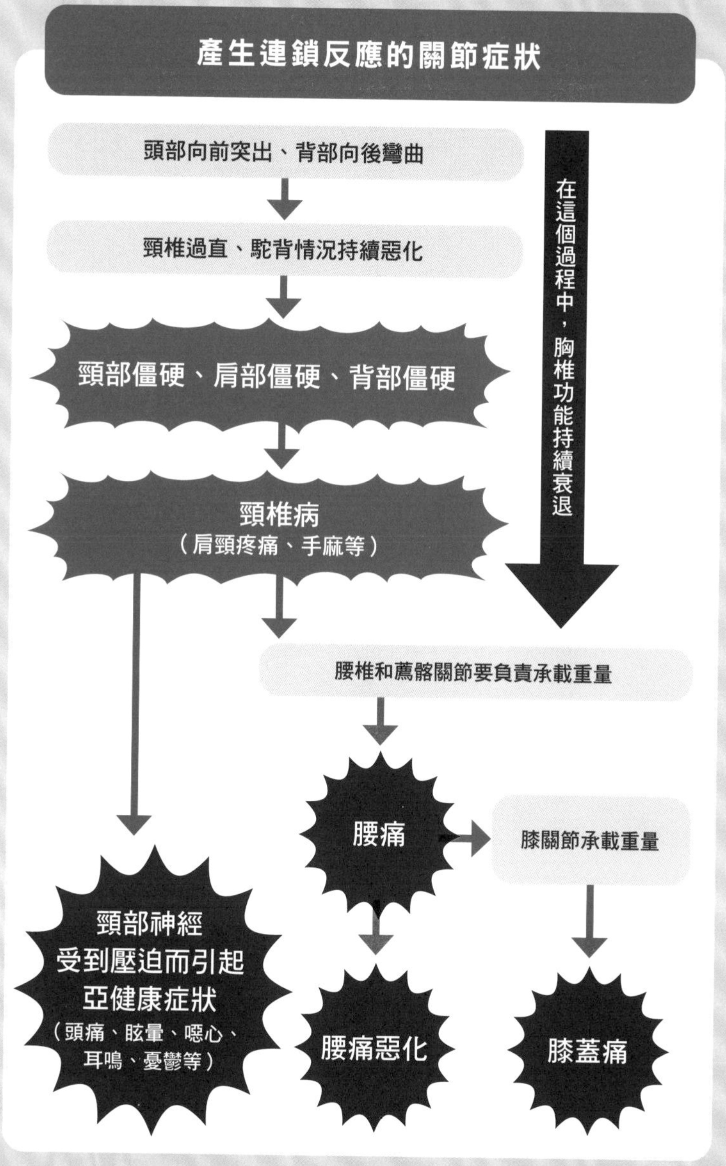
產生連鎖反應的關節症狀
頭部向前突出、背部向後彎曲
頸椎過直、駝背情況持續惡化
頭部僵硬、肩部僵硬、背部僵硬
頸椎病
（肩頸疼痛、手麻等）
在這個過程中，胸椎功能持續衰退
腰椎和薦髂關節要負責承載重量
腰痛
膝關節承載重量
頸部神經
受到壓迫而引起
亞健康症狀
（頭痛、眩暈、噁心、
耳鳴、憂鬱等）
腰痛惡化
膝蓋痛

持續處於緊繃狀態。肌肉緊繃容易造成血液循環變差，更加難以擺脫頸部僵硬、肩部僵硬、背部僵硬的問題。

但肌肉緊繃造成的輕度僵硬，只需要適度按摩、泡澡、熱敷，即可恢復原有的柔軟。最大的問題在於透過按摩等方式讓肌肉放鬆休息，卻仍舊無法消除僵硬、緊繃和疼痛。

舒緩緊繃的肌肉仍舊無法消除僵硬、緊繃和疼痛時，代表這些症狀的源頭不是肌肉，而是骨骼。頸椎過直和駝背情況持續惡化，所以頭部重量全落在頸椎上，進而造成頸椎變形、椎間盤突出等病變。

這些都是「頸椎病」的基本病理變化，一旦進展至頸椎病的程度，僵硬、緊繃、疼痛等病症將變得更嚴重，甚至頸椎變形壓迫到神經時，除了肩頸問題外，還容易出現手麻和手臂麻等症狀。

罹患頸椎病的人當中，十之八九都有胸椎異常問題。頸椎和胸椎總是相互合作，共同支撐頭部重量。**當頸椎疲乏，胸椎必須分擔頸椎工作時，胸椎容易因為過度疲勞而精疲力盡**，在「兩敗俱傷」的情況下，功能逐漸衰退。

當頸椎和胸椎的活動度因疲乏而變差時，頸部、肩部，甚至上半身關節的可動範圍會跟著變狹窄。第一單元的一開始曾經介紹「旋轉手臂檢測」，脊椎旋轉功能變差時，不僅上半身無法順利向後旋轉，頸部也難以轉向後方。另外也由於肩關節的可動範圍變狹窄，而容易演變成四十肩或五十肩。

一旦**頸椎、胸椎無法發揮正常功能，腰痛是在所難免的**。之後再詳細說明，但胸椎若沒有足夠的載重力量，容易進一步波及腰椎和骨盆的薦髂關節，造成這兩個部位必須共同支撐重量。胸椎下半部與腰椎、薦髂關節有聯動關係，假設胸椎疲乏，腰椎和薦髂關節的活動性會立刻跟著變差，這也是引起腰痛的原因之一。問題像是以「頸椎→胸椎→腰椎→薦骼關節」的途徑，由上往下傳遞。實際上，疼痛產生連鎖反應，從關節蔓延至關節的情況的確不算少。

而這個連鎖反應還有後續，除了頸肩的不舒服，甚至不少人會出現膝蓋疼痛現象。沉重的頭部向前突出，背部向後彎曲，整個上半身呈前傾姿勢，為了拉回向前傾斜的身體，必須仰賴下半身維持平衡，不知不覺就變成「膝蓋彎曲姿勢」。膝蓋彎曲姿勢其實相當不穩定，不僅容易傷害膝關節，也容易引發膝蓋疼痛。

我們絕對不能輕忽肩膀僵硬、頸部僵硬和背部僵硬帶來的警訊。頭部向前突出、背部向後彎曲，放任這種姿勢不管，假以時日會導致頸椎和胸椎疲乏，脊椎功能逐漸衰退，甚至惡化成頸部、腰部、膝部等身體各部位的關節陸續出現疼痛症狀。

人類的身體之所以能動，仰賴的是許多名為關節的齒輪彼此「咬合成一體」，藉由傳動以傳送動力。在眾多齒輪當中，只要其中一個出現異常，故障會像接力般一個傳給一個，到最後波及到整個身體。

基於這個緣故，我們必須終止齒輪的這種「異常連鎖反應」，而我認為終止異常連鎖反應的關鍵在於「胸椎」。

僵硬緊繃情況惡化時，有沒有頭痛、眩暈、噁心的感覺？

接著將為大家說明「頸部神經受到壓迫而引起的亞健康症狀」。

肩頸僵硬的情況變嚴重時，是否還有其他不舒服的感覺？像是頭痛、頭重感、眩暈、噁心、耳鳴、頭昏眼花……。可能還會有情緒低落、心情沮喪、焦慮不安等症狀。

大家知道為什麼會發生這些亞健康症狀嗎？

其實這些症狀的起因是頸椎部位的神經受到壓迫。

如先前所述，頸椎過直或駝背情況持續惡化時，頭部重量會直接落在頸椎上，進而產生頸椎變形、頸椎椎間盤突出等問題，這些病變會進一步造成延伸自頸椎脊髓的神經受到壓迫。

也就是說，因為神經受到壓迫，才引起頭痛、眩暈、耳鳴等症狀，由於不少源自頸椎的神經都朝頭部方向延伸，才會出現以頭部為主的不適症狀。

另外也因為自律神經通過頸椎附近，一旦受到壓迫，便容易出現自律神經失調的常見症狀。除了先前提到的症狀，還包含失眠、手腳冰涼、臉部潮紅、腸胃不適、身體容易疲勞、容易感冒、對冷熱的季節溫差不敏感等症狀。

不舒服的感覺不僅出現在身體上，還會影響心理層面，像是焦慮不安、情緒低落、憂鬱傾向加重。

頸部神經受到壓迫而引起的亞健康症狀

頸椎過直、駝背情況惡化

↓

頭部重量直接落在頸椎上

↓

頸椎變形、椎間盤突出

↓

頸部神經受到壓迫

亞健康症狀

自律神經受到壓迫時……

- □ 失眠
- □ 手腳冰涼，臉部潮紅
- □ 多汗
- □ 腸胃不適
- □ 容易疲勞
- □ 對溫差不敏感
- □ 有憂鬱傾向，憂鬱症

往頭部方向延伸的神經受到壓迫時……

- □ 頭痛，頭重感
- □ 眩暈
- □ 耳鳴
- □ 噁心
- □ 眼花
- □ 焦慮不安，情緒低落

等等

不少人深受各種亞健康症狀所苦，到最後甚至因為無法控制身心狀況而罹患憂鬱症。

造訪治療所的患者當中，不少人深受頸部問題或亞健康症狀所苦，尤其近年來隨著使用智慧型手機的機會增加，多數人長時間低著頭導致肩頸疲乏，深陷身心失調的泥沼中。

不過，這些亞健康症狀並非無可救藥，放鬆頸椎以解放受壓迫的神經是緩解這些症狀的不二法門。想要徹底放鬆頸椎，必須同時放鬆胸椎並促使胸椎順暢運作。**頸椎和胸椎具有聯動關係，並非針對某一方加以治療就好，最重要的是必須讓兩者都能活動自如。**

換句話說，為了擺脫「頸部神經受到壓迫而引起的亞健康症狀」的惡性循環，找回胸椎該有的活動度才是關鍵所在。

胸廓變狹窄，容易誘發吞嚥困難或呼吸不順等症狀

最後是「吞嚥或呼吸等胸部症狀」。

因頸痛或肩部僵硬而上門求診的患者當中，主訴「胸口有壓迫感」、「呼吸困難」、「吞嚥困難」、「胸痛」等症狀的人其實不算少。

明明是肩頸不舒服，為什麼會出現胸部方面的不適症狀呢？原因出在「胸廓」變狹窄。

胸廓指的是胸椎和肋骨所包圍的籠狀空間。胸廓內有心臟、肺、氣管、食道、胃等重要器官，胸廓空間變小時，裡面的臟器因此受到壓迫。

亦即食道或胃受到壓迫時，容易產生「吞嚥困難」、「胃不舒服」的不適症狀；而

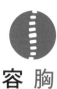

呼吸道或肺受到壓迫時，則容易產生「呼吸困難」、「喘不過氣」、「胸口有壓迫感」等不適症狀。除此之外，這種壓迫感覺也可能引起「嘴巴開闔困難」、「下顎疼痛」等顳顎關節的問題。

話說回來，胸廓為什麼會變狹窄？如我先前再三說明，有肩頸問題的人一旦頭部前傾和駝背情況持續惡化，頸椎和胸椎容易因為頭部重量的拉扯而逐漸向前傾斜。久而久之身體會變成頭部向前傾、左右側肩膀向前內縮、背部彎曲的姿勢。

假設長期維持上半身向前傾斜的姿勢，胸廓會因此難以向外擴展，而胸廓內的臟器也會一直被壓迫在狹小空間裡。換句話說，這樣的**姿勢造成胸廓內的臟器承受莫大壓力，也難怪長期下來陸續出現各種胸部症狀**。

為了改善姿勢問題並擴展胸廓，首先必須恢復胸椎原有功能。

事實上，**能否確實擴展胸廓，全取決於胸椎的柔軟度和活動度**。胸椎柔軟度和活

胸廓變狹窄所引起的各種症狀

頸椎過直、駝背情況持續惡化

↓

頸椎和胸椎向前傾倒，胸廓空間逐漸變小

↓

胸廓內的臟器受到壓迫

↓

呼吸系統問題

- 喘不過氣
- 呼吸困難
- 胸口有壓迫感
- 氣喘

吞嚥和腸胃問題

- 吞嚥困難
- 喉嚨卡卡
- 胃不舒服
- 逆流性食道炎

顳顎關節問題

- 嘴巴開闔困難
- 下顎疼痛

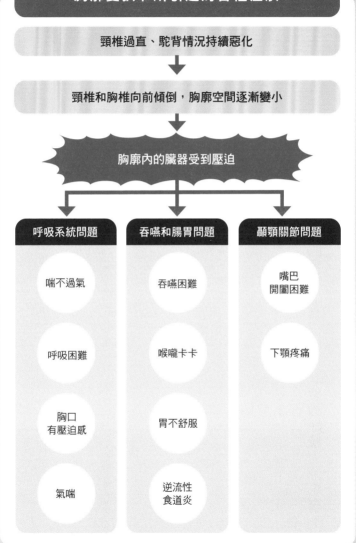

動度愈好，胸廓自然能向外擴大，呼吸和吞嚥也會更輕鬆。

恢復胸椎功能在解決「吞嚥或呼吸等胸部不適症狀」上占有一席重要地位。

簡單做個總結，「找回胸椎原有的柔軟度與活動度」有助於解決「頸部、肩部、背部等關節症狀」、「頸部神經受到壓迫而引起亞健康症狀」、「吞嚥或呼吸等胸部症狀」三種不適症狀與問題。

胸椎是上半身健康和身體動作的關鍵部位

透過上述內容，大家是否了解胸椎狀態對我們的日常健康有多大的影響了呢？

胸椎是維持頸、肩、背等上半身健康的重要器官，胸椎狀態的好壞大幅影響上半身關節疼痛、上半身肌肉緊繃、上半身臟器問題等上半身健康。

胸椎狀態帶來的影響還不僅止於健康層面。

舉例來說，日常生活的各種場合下，身體能否自由活動；從事體育運動時，身體能否發揮最強運動表現等等，這些都會因胸椎狀態而有所差異。

胸椎負責連接上半身與下半身，因此身體的運動表現取決於這個連接部位是否活動自如。胸椎活動性佳，自然因為上半身、下半身順利聯動而使得身手更為矯捷。透過上半身、下半身的聯動，能讓日常動作更為流暢，肢體動作更為乾淨利落，甚至在體育運動上更能發揮強大力量。

舉一個簡單的例子，請大家想像一下高爾夫球的揮桿畫面。

高爾夫球好手揮桿時，經常是上半身與下半身聯動，透過腰部與背部的扭轉以做出大力揮桿的動作。唯有胸椎夠柔韌，才足以確實做到這個動作。胸椎大幅度旋轉，外加上半身和下半身的扭轉，進而產生強大衝擊力，讓球飛得更遠。

相反地，胸椎僵硬緊繃的人揮桿時，由於上半身幾乎不動，身體也幾乎不扭轉，容易變成只有雙臂擺動的僵硬揮桿姿勢。有時看起來好比硬梆梆的鐵製機器人揮舞著球桿。

由此可知，身體運動表現的「差異」來自於胸椎活動度的好壞。之後的章節中會再詳細說明，但我認為**胸椎活動度的「差異」也會對顯老或顯年輕有極大的影響**。

整體看起來老或年輕，取決於日常生活中的小動作。例如，聽到身後有人呼喚要轉身的動作、疲勞時要站起身的動作、上下樓的動作是否流暢……等等。換言之，**只要胸椎夠柔韌，這些動作就會看起來年輕有朝氣；反之，胸椎僵硬緊繃容易致使這些動作顯得老態龍鍾**。

一旦每個動作都顯得吃力且笨重，視覺年齡很可能瞬間老了10歲。

相信很多人對「顯老、顯年輕和胸椎狀態有密不可分的關係」感到相當意外吧。

由上述內容可知，除了維持頸、肩、背的上半身健康外，若要在體育運動上揮發強大力量、維持年輕姿態、擁有敏捷的身手，請務必保持胸椎的柔軟度與活動度。

那麼，究竟該怎麼做才能維持胸椎的活動度呢？在接下來的Part2單元中，我將依序為大家進行解說。

總結來說，**胸椎是上半身健康的重要關鍵部位**，要眼睜睜看著這個部位逐漸僵硬，還是經常保持這個部位柔韌靈活，一個簡單的決定將大幅影響身體的「健康程度」。

期望大家找回柔軟靈活的胸椎，重拾健康的身體，讓我們一起維持不受疼痛、僵硬等惱人症狀所苦的身心靈。

Part 2

恢復胸椎原有的活動度，徹底解決頸、肩、腰部的麻煩問題！

胸椎讓脊椎這個支柱擁有「柔韌度」

為了終結身體的痠痛與僵硬，我們必須找回胸椎的柔軟度與活動度。現在讓我們一起在Part2單元中仔細研究如何讓胸椎的活動更加靈敏。

在那之前，我想先大致說明一下胸椎位於我們身體的哪個部位，以及在我們身體中扮演什麼樣的角色。

我在「前言」中也提過，人類的脊椎由7塊頸椎、12塊胸椎、5塊腰椎和薦骨、尾骨組成。另外，脊椎骨與脊椎骨之間還有像是座墊一樣的椎間盤夾在中間。

脊椎並非一根硬梆梆的棍子，而是由多塊骨骼串聯在一起，進而能做出靈活且流

暢的動作。正因為脊椎具有延展性與柔軟度，才得以支撐重達體重10%的頭部。

Part1單元中提過，東京晴空塔和法隆寺五重塔的建築物內部立有心柱，透過心柱柔韌且緩和的搖動以分散由上而下的重量。

實際上，**胸椎最重要的功用就是為脊椎這個心柱帶來「延展性」和「柔軟度」**。這就是胸椎脊椎骨構造所隱藏的祕密。

相比於腰椎脊椎骨，胸椎脊椎骨的活動頻率稍微高一些。每個脊椎骨都有各自向外突出的「棘突」和「橫突」，腰椎的棘突和橫突呈板狀且水平向後方突出，活動頻率非常低。而胸椎脊椎骨的棘突和橫突細長且朝斜後下方突出，因此稍微能夠前後左右活動。

另外，胸椎脊椎骨還有一項優點，那就是「旋轉性」。在Part1單元一開始曾經讓大家進行過「旋轉手臂檢測」，**人體上半身之所以能向後旋轉，是因為每一節**

胸椎脊椎骨都具有旋轉性。身體向後方扭轉時，大家通常以為是腰部扭轉帶動身體向後轉，但其實主要仰賴的是胸椎旋轉。

包含左右旋轉在內的胸椎活動如果夠靈活順暢，不僅可以增加整個脊椎的柔軟度，也有助於脊椎和身體有更好的活動表現。

上半身動作的流暢與否取決於胸椎活動，這種說法一點也不為過。亦即能否維持胸椎的可動範圍，對日常身體活動的流暢度有非常大的影響。

胸椎發揮座墊功用，為身體提供良好的保護屏障

另一方面，對於脊椎分散重量至軀幹的機制，胸椎活動也占有一席重要地位。

胸椎的左右旋轉運動有助於分散重量負荷，例如走路失去平衡而快要跌倒的時

胸椎的構造和特徵

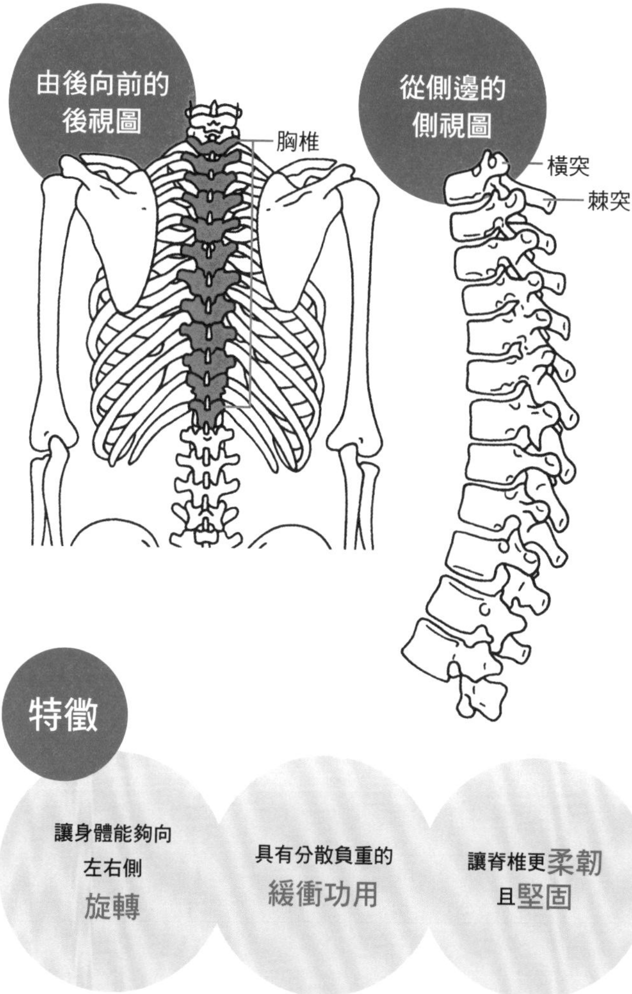

特徵

讓身體能夠向
左右側
旋轉

具有分散負重的
緩衝功用

讓脊椎更柔韌
且堅固

候，我們通常會不自覺地扭轉身體以做出防衛動作，這個扭轉動作靠的就是12塊胸椎的串聯旋轉運動，藉此巧妙避開來自上半身的重量。

也就是說，透過旋轉運動以減輕脊椎所承受的重量壓力。胸椎的每一次活動都能幫忙分散重量負荷，我們的身體才得以在支撐頭部重量的狀態下依舊能做出各種動作。

除此之外，由於胸椎具有上下左右些許的可動範圍，即便外界突然有巨大力量來襲，也不至於對頸椎或腰椎造成太大的損害。亦即突然有巨大負荷施加於脊椎上時，胸椎如座墊般的緩衝功能有利於吸收施加於脊椎上的力量。由此可知，只要「胸椎的緩衝功能」確實發揮作用，便能降低頸椎和腰椎受損的風險，進而避免引起頸痛或腰痛。

我甚至認為胸椎吸收並降低損傷的功用不僅針對頸椎和腰椎，對於骨盆、膝蓋、足踝等全身關節都有非常不錯的影響。「胸椎的緩衝功能」確實運作有助於減少全身關節所承受的負擔。如此一來，既可以延長身體各關節的使用壽命、吸收突如其來的衝擊所造成的損害，還可以降低身體疼痛或受傷的風險。

基於這一點，「胸椎具有靈活的可動範圍」和保護我們的身體有著密不可分的關係。

因為柔軟而能發揮強大力量以承受壓力

柔韌的胸椎為我們的身體帶來「強大力量」。

當12塊胸椎串聯在一起且流暢活動時，自然能夠產生強大的「彈性力」。

舉例來說，請大家想像一下大雪中的竹林。竹葉上積滿白雪時，竹子因積雪的重量而彎曲，有時彎曲的程度幾乎達到快斷掉的臨界點。

然而隨著天氣好轉，積雪融化，竹子又立刻像什麼事都沒發生般筆直站立。這是因為竹子中間具有強大的彈性力，即便暫時因積雪的重壓而彎曲，也能於重量釋放後立即恢復原狀。

另外，請再試著想像一下捕獲大魚時的釣竿，魚的重量讓釣竿大幅彎曲。其實我不常釣魚，但聽說比起釣竿的竿尖和竿把部位，中間的竿體更具強大的彈性力，是整支釣竿的關鍵所在。中間部位的竿體彈性力愈強，竿尖愈不容易斷掉，無論獵物多大多重，釣竿也能在彎曲狀態下靈活應對。

人類的脊椎也是同樣道理。正因為中間部位的胸椎能夠發揮強大的彈性力，才能在即便前端掛著如保齡球般沉重的頭部時，身體依舊活動自如。

脊椎若沒有可動範圍，好比一根硬梆梆的棍子，前端若吊掛著如保齡球般沉重的頭部，脊椎可能會應聲斷裂。但12塊胸椎串聯起來，靈活且柔軟地活動就不會發生這種問題，而且無論吊掛多重的東西，也能分散負荷以承擔重量，並且支撐身體的各種活動。

總而言之，正因為胸椎能夠靈活且柔軟地活動，才能維持不輸給重量負荷的強大力量。這個道理不只適用於人體，也適用於所有待人處事，**比起堅硬頑固，發揮柔軟圓融的態度才是真正的強大。**

胸椎僵硬緊繃，好比打上「石膏」

各位讀者都已經了解胸椎有多麼重要了嗎？

脊椎支柱具有充分的柔軟度，不僅能有效分散由上而下的重量，也能避免身體或關節受損，確實發揮強大的彈性力，便足以支撐起整個身體。將胸椎說成像是超人一樣的神通廣大，一點都不為過。

但是——

正如Part1單元中所述，現今社會實在有太多人的胸椎處於無法正常使用功能的狀態。

頭部向前突出、背部向後彎曲，胸椎像是結凍般動彈不得。其實頭部只要筆直豎立於脊椎上，胸椎便能正常活動，然而**變成頭部向前突出的前傾姿勢後，胸椎就像是被按下停止鍵，既無法旋轉，也無法隨心所欲地自由活動。**

若再加上頸椎過直或駝背情況持續惡化，12節胸椎將逐漸僵硬並維持在前傾姿勢的狀態。關節這種器官平常愈不活動，愈容易僵硬，甚至到最後不動如山。就胸椎而言，若不能經常活動以完成原本應盡的責任，久而久之會因為僵硬而造成活動度大幅度降低，而一旦胸椎不動了，等同於功能完全停擺。

另一方面，胸椎不動會連帶使周圍的肌肉因不常使用而血液循環不佳，進而導致上背部或肩胛骨一帶僵硬緊繃。也就是說，僵硬緊繃進一步惡化，會使整個背部硬到嘎吱作響，宛如背了一塊重重的鐵板。我想很多人應該都心有戚戚焉吧。

順帶一提，在醫學界或整骨界稱胸椎僵硬不動的狀態為「胸椎卡鎖」。卡鎖是指關節卡住且上鎖，無法活動的意思。

我個人認為胸椎卡鎖狀態好比整個背部打上石膏。有手臂骨折經驗的人應該能夠了解那種感覺，打上石膏的部位，就算想動也動彈不得。同樣的道理，背部和脊椎也會僵硬到無法活動。

經過這樣的說明，大家肯定能夠了解胸椎像打上石膏般無法活動時，會造成多大的不舒服和困擾了吧。

一旦脊椎失去彈性力，無法發揮分散負荷的功用，頸部、腰部和多數關節會因為必須承擔負荷而逐漸發出疼痛的哀鳴聲。

「胸椎伸展操」讓脊椎深刻記住「正確的習慣」

那麼，我們應該怎麼做才能讓僵硬的胸椎、因卡鎖而動彈不得的胸椎恢復原狀呢？

我們必須確實矯正以下這2點。

- 讓向前突出的頭部往後移動
- 讓向後彎曲的背部向前移動

追根究底起來，頭部向前突出的頸椎過直，或者背部向後彎曲的駝背，這兩種情況的日漸惡化是所有問題的罪魁禍首。

非得改善這兩種情況，才能徹底解決問題。

或許有人質疑：「頸椎過直或駝背問題，真的治得好嗎？」若是長年累積，已經滲入骨骼肌肉裡的痼習，要在一朝一夕間治好確實不太可能。

但是別擔心，只要透過每天進行**「胸椎伸展操」，肯定能讓脊椎回到正確位置，並且從此告別頸椎過直或駝背問題**，同時也有助於找回胸椎的活動度，進一步解決肩頸不適等問題。

為了恢復脊椎的正常功能，我精心開發「胸椎伸展操」，藉由施力將頭部向後壓，將背部向前推的方法，讓胸椎找回柔軟的活動度。

在Ｐａｒｔ３單元將為大家介紹詳細的操作方法，在那之前請先讓我為大家解說

「為什麼胸椎伸展操能夠治癒頸椎過直和駝背問題」。

頸椎和胸椎的小面關節原本都是柔軟構造，正因為柔軟，若平時老是姿勢不良，久而久之會養成危害骨骼健康的不良習慣。但反過來說，**構造柔軟也意味著容易恢復原狀**。

因此，只要每天不斷重複「正確的良好習慣」，讓脊椎構造恢復原狀就可以了。

換句話說，透過「胸椎伸展操」讓「正確習慣」覆蓋「不良習慣」，就能有效矯正脊椎問題。

平時持續進行「胸椎伸展操」，並且對脊椎「施加恢復正確位置的力量」，待培養出「正確習慣」後，頸椎和胸椎自然恢復到正確位置。

天天持之以恆做操，當頸椎恢復正常弧度，自然不再有頸椎過直的問題，同時也能解決駝背現象，讓背脊再次筆直挺立。隨時提醒自己將頭部向後拉並伸展背脊，

「胸椎伸展操」的重點

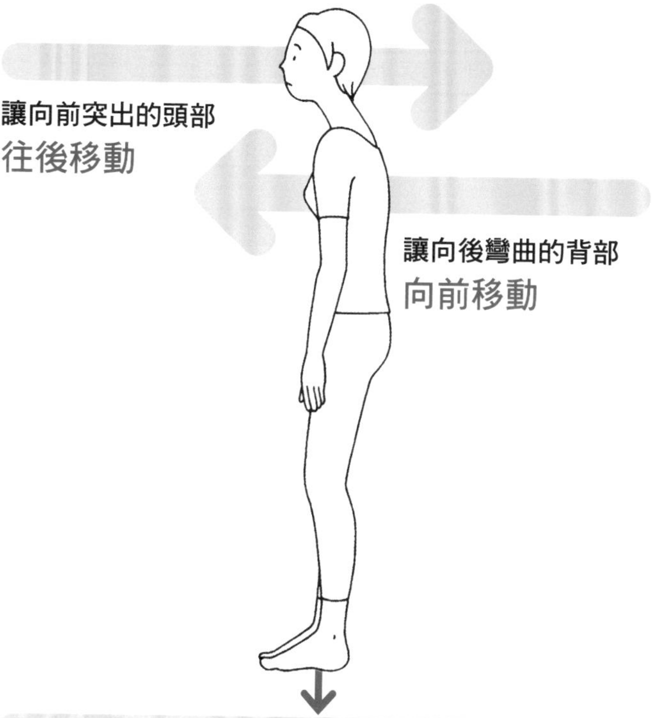
讓向前突出的頭部
往後移動
讓向後彎曲的背部
向前移動

矯正頸椎過直和駝背問題，
讓脊椎在正確位置上發揮功能

調整全身的負重平衡，減輕各關節所承受的負擔，
進而解決疼痛等各種問題

讓沉重的頭部穩穩地直立於脊椎上。另一方面，除了胸椎可以恢復柔軟的活動度，也因為脊椎分散負重的功能正常運作而得以調整全身的載重平衡。載重平均分散至全身時，各關節所承受的負荷隨之減少，不僅以頸肩為首的全身關節能順暢運轉，全身運動也會變得更加靈活。

對於深受頸肩僵硬、疼痛所苦而上門求診的患者，我通常會請他們在家早晚各進行一次「胸椎伸展操」，不少患者因此改善頸椎過直與駝背的不良姿勢，成功脫離頸、肩、背部不適症狀的苦海。而這些人之中也不乏原本症狀嚴重到其他醫院都束手無策的患者。

換句話說，這些患者藉由每天持續給脊椎灌輸「正確的習慣」，成功恢復胸椎的功能並找回正確的關節運動。「胸椎伸展操」就是一種讓脊椎記住「正確習慣」以恢復胸椎柔軟活動度的方法。

關鍵在於持續不斷的早晚「1次10秒」

「前言」中稍微提過，「胸椎伸展操」主要運動菜單的所需時間只要短短的10秒。

或許有人質疑：「這麼短的時間會有效果嗎？」

但10秒足以刺激關節，而且更重要的是必須**養成每天持續刺激關節10秒的習慣**。

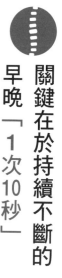

如先前所述，關節這種器官平時愈是不活動，就愈容易慢慢變僵硬。所以即便是短短10秒，只要每天給予刺激，讓關節收到「使用中」的信號，便能確實找回原有的功能。

無論身體多麼僵硬，每天進行伸展柔軟操，身體會逐漸變柔軟。瑜珈運動也是同樣道理，剛開始完全無法彎曲關節的人，隨著每天持續練習，久而久之也能做到瑜珈的深度彎曲關節姿勢。

透過早晚各1次的「1次10秒」、「胸椎伸展操」不斷給予刺激，僵硬的胸椎便會逐漸柔軟，活動度慢慢增加，另外再養成「正確習慣」以喚醒胸椎「靈活自如的既有功能」。

恢復功能的所需時間依病症程度而異。輕度僵硬緊繃，僅做1次就可以恢復神清氣爽；而肩頸症狀相當嚴重的話，則相對需要更多時間才得以緩解。在我治療的患者之中，**大多持續進行2～3週就能矯正頸椎過直或駝背問題，同時也能一併解決肩頸不適症狀**。

另外，根據多數實踐「胸椎伸展操」的患者表示，剛開始做操即便只是短短10秒，也不免會有「疼痛」的感覺，但要讓僵硬到嘎吱作響的胸椎活動，就好比要讓已經生鏽的機械齒輪再次轉動，所以一開始的疼痛也是在所難免。

只要除去「鐵鏽」讓齒輪再次轉動，疼痛就會逐漸消失。我也時常聽患者這麼說：「剛開始雖然很痛，但慢慢會變成『痛得很舒服』，到最後就是一種『舒暢感』。」

有些患者在惱人症狀痊癒之後，仍然持續進行「胸椎伸展操」。據他們表示，因為「早晚一次的『胸椎伸展操』實在舒暢到令人欲罷不能」。

所以，請大家務必參考Part3單元的作法，養成每天「10秒胸椎伸展操」的習慣。

不管胸椎卡鎖的情況再怎麼嚴重，腳踏實地每天持續進行伸展操，肯定可以打開緊閉的門扉，找回既有的活動度。不要輕言放棄，讓我們一起進行胸椎伸展操，讓胸椎恢復原本的功能，也讓身體可以再次隨心所欲地輕鬆活動吧。

維持脊椎的緩衝功能，絕對少不了「薦髂關節」

為了促使脊椎功能正常化，除了「胸椎伸展操」外，希望大家也能養成以下這個習慣。那就是維持骨盆與薦髂關節健康的體操。

薦髂關節位於骨盆的薦骨兩側與髂骨相鄰之處，僅前後左右數毫米的可動範圍，難以和脊椎產生聯動關係。先前我介紹過胸椎是「脊椎緩衝功能的關鍵」。事實上，在維持脊椎緩衝功能上，薦髂關節也占有一席非常重要的地位。

相對於胸椎的緩衝功能主要作用於頸、肩、背等上半身關節，薦髂關節的緩衝功能則作用於腰、膝蓋等下半身關節。

重要內容彙整如下。

胸椎……使頸、肩、背等上半身關節能順暢運作的主角。胸椎能靈活運動，脊椎的緩衝功能自然會作用於讓上半身活動自如。

薦髂關節…使腰、膝蓋等下半身關節能順暢運作的主角。只要薦髂關節有正確的可動範圍，脊椎的緩衝功能自然會作用於讓腰部和膝蓋自由活動。

由上述內容可知，胸椎和薦髂關節是維持脊椎緩衝功能所不可或缺的「兩大主角」。由上而下的全身關節要流暢運轉，需要這兩大主角互相合作並發揮緩衝功能，而脊椎承受的負荷之所以能減輕，也全都要歸功於這兩個部位。

然而**薦髂關節和胸椎一樣，都是容易功能不全的關節**。

長時間久坐或維持彎腰姿勢，身體動作明顯變遲鈍，脊椎緩衝功能也會變差。有些人甚至出現薦髂關節卡鎖，幾乎動彈不得的情況。

薦骼關節功能衰退，腰椎相對必須承擔較大負荷，而這也是造成腰痛的原因。除了腰椎外，膝關節也會受到影響，進而誘發膝蓋疼痛。

平時必須好好照顧胸椎和薦骼關節，千萬不要讓這兩個部位失去活動性。換句話說，為了維持兩大主角的功能，建議每天進行「10秒胸椎伸展操」搭配「保持薦骼關節順暢的體操」。

「薦骼關節網球操」搭配「胸椎伸展操」一起做

首先，為大家簡單介紹「保持薦骼關節順暢的體操」，由於是運用網球輔助的伸展操，所以我將這項運動菜單稱為「薦骼關節網球操」。

請先準備2顆硬式網球，用牛皮紙膠帶將網球黏在一起（使用透明膠帶的話會較

薦髂關節的位置與功用

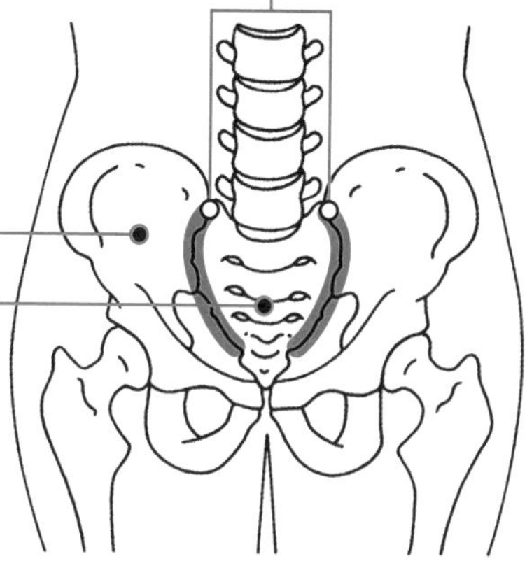

所謂薦髂關節

下半身緩衝功能
的主要關節

和胸椎並列為
輔助脊椎功能
的兩大主角

活動度欠佳是造成
腰痛的主要原因！

不良姿勢容易導致
緩衝功能低下

為美觀）。

「黏在一起的2顆網球」對刺激僵硬的關節以使其恢復既有活動度是非常有效的道具。由於「胸椎伸展操」運動菜單中也使用這項道具，稍後會再進一步詳細說明。

「薦骼關節網球操」的操作步驟很簡單。仰躺在木地板或榻榻米等平坦且較硬的地板上，然後將「黏在一起的2顆網球」頂在臀部上方的薦骼關節部位就可以了。

全身放鬆，維持仰躺姿勢1分鐘。網球頂住的部位因受到刺激而疼痛，但同時也會很舒服，有這種感覺代表薦骼關節確實受到刺激。養成每天實踐這套伸展操的習慣，不僅有助於放鬆薦骼關節，而隨著薦骼關節的緩衝功能逐漸恢復，腰痛、僵硬緊繃、發麻症狀也會慢慢緩解。

切記，進行這套伸展操時，千萬不要使用枕頭。另外，務必仰躺在硬地板上，在床墊或柔軟寢具上做操的效果並不好。使用網球進行「胸椎伸展操」時，同樣也要

「薦髂關節網球操」的實踐方法

1 準備「2顆黏在一起的網球」

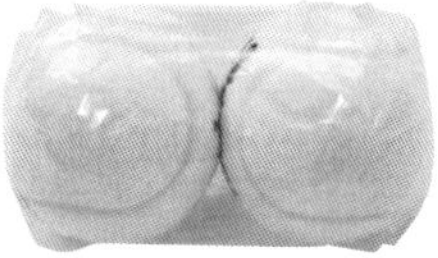

用膠帶將2顆硬式網球黏在一起。

2 坐在地板上，將網球頂在薦髂關節

坐在木地板或榻榻米等平坦且較硬的地板上，將網球頂在薦髂關節上。

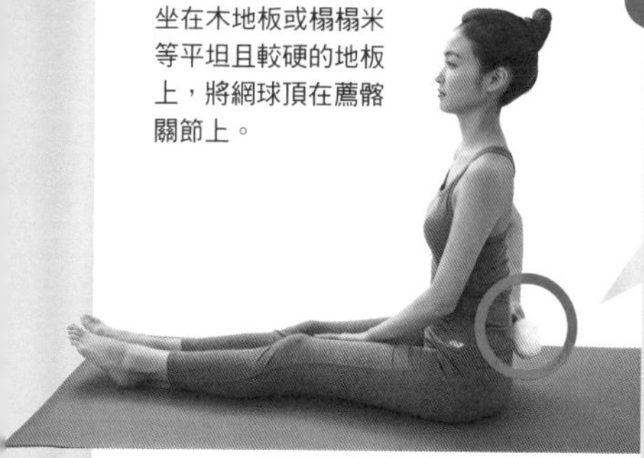

注意網球的擺放位置

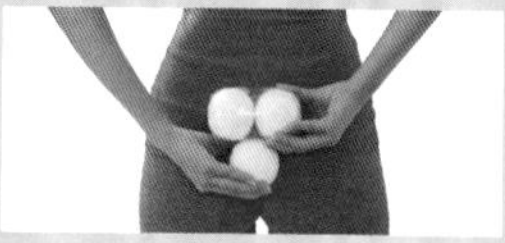

找到尾骨突起部位，拿一顆網球頂在上面。接著將「黏在一起的2顆網球」置於那顆網球的上方，這個部位就是薦髂關節所在位置。最後拿掉頂在尾骨上的網球就可以了。

3 維持網球頂在薦髂關節的狀態，順勢讓身體仰躺在地

仰躺在地時，隨時留意不要讓網球移位，維持這個姿勢1～3分鐘。

1次3分鐘內
1天最多3次

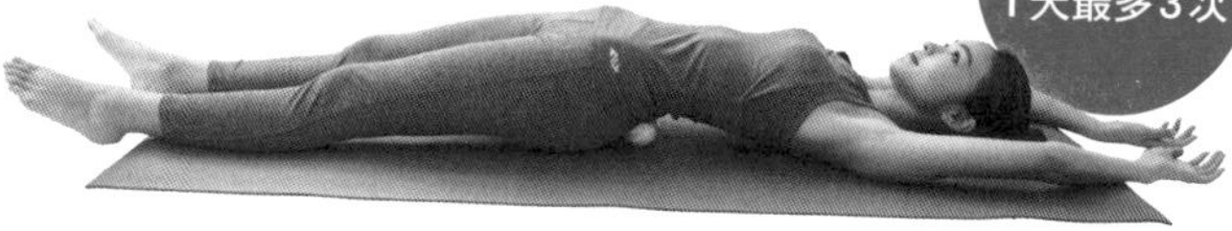

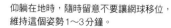

留意這些細節。

另外還有一個重點要請大家格外注意，不要搞錯網球頂住的薦髂關節的位置。為了確實找到正確位置，除了「黏在一起的2顆網球」，請另外準備1顆網球。首先，用手指找到臀部尾骨的突起部位，並拿一顆網球頂在上面，接著將「黏在一起的2顆網球」置於那顆網球的正上方，2顆網球的中心部位就是薦髂關節。確定好薦髂關節的位置後，拿掉頂在尾骨上的網球並向後仰躺就完成了。

我認為保健作為支柱的脊椎有二大重點，亦即位於支柱上半段的「胸椎」，以及位於支柱下半段的「薦髂關節」。

確實進行「胸椎伸展操」搭配「薦髂關節網球操」，就能完美兼顧支柱的上、下半段，給予脊椎最完整的保健。建議大家養成早晚做操的習慣，維持脊椎的緩衝功能，並且讓關節順暢運轉。

一起打開讓關節這個齒輪正確運轉的開關

如先前所述，人體的關節由上至下宛如齒輪般以聯動方式運轉。

要讓這些名為關節的齒輪正確運轉，必須讓頭部直立於脊椎支柱上，並且維持背脊挺立，這樣脊椎的S形弧度才能發揮功用，有效分散頭部和上半身的重量負荷，進一步促使胸椎和薦髂關節的緩衝功能正常運作，以降低各關節的負擔，讓頸、肩、腰、膝等齒輪產生流暢的聯動效應。

我認為，在這一連串的過程中，「活動胸椎」似乎才是讓關節這個齒輪正確運轉的暗號。

換句話說，進行「胸椎伸展操」讓胸椎發揮正常功能，好比是一種命令各關節齒輪順暢運轉的暗號。相反的，頭部向前突出且背部彎曲造成胸椎功能失效，齒輪因為沒有收到暗號而無法順利咬合，進而產生各處關節的不適症狀。

由此我認為胸椎是關節正確運轉的開關。

為了讓頸、肩、背、腰、膝等齒輪正確且順暢運轉，必須保持胸椎開關隨時處於「ＯＮ」的狀態。

也就是必須養成每天進行「胸椎伸展操」的習慣，以確保胸椎的正常功能。

習慣「胸椎伸展操」且確保胸椎開關處於「ＯＮ」的狀態，不僅關節能順暢運轉，身體內部的各種開關也都能跟著保持在「ＯＮ」的狀態。除了健康層面，美容層面、工作層面、精神層面的各種齒輪肯定也都會朝良好方向發展。

建議大家務必參考Ｐａｒｔ３單元，努力進行「胸椎伸展操」，好讓開關確實處於「ＯＮ」的狀態，使由上至下的所有齒輪都能順利產生聯動。

Part 3

關節的不適症狀就交給

「10秒胸椎伸展操」吧！

進行「10秒運動菜單」，找回柔韌的胸椎

在Part3單元中，將以「10秒胸椎伸展操」為主軸，為各位詳細介紹保健胸椎的方法。

「胸椎伸展運動」共有10個項目，分為主修菜單、選修菜單和按摩菜單。所有菜單的陣容如下。

〈主修菜單〉——10秒胸椎伸展操

1. 網球胸椎伸展操
2. 椅子胸椎伸展操

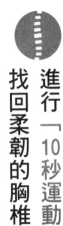

❸ 毛巾胸椎伸展操

〈選修菜單〉——增加胸椎活動度的體操

❹ 椅子扭轉上半身體操

❺ 寶特瓶扭轉身體體操

❻ 仰躺扭轉身體體操

❼ 雙人按壓背部體操

〈按摩菜單〉——消除背部僵硬的體操

❽ 空中捷泳&空中仰泳體操

❾ 翻身滾動體操

⑩ 網球滾動體操

適當運用這10種運動菜單，肯定有助於恢復胸椎的活動度。接下來將依照主修菜單、選修菜單、按摩菜單三種分類，為大家詳細解說。

主修菜單當然是作為主軸的「10秒胸椎伸展操」，包含「網球胸椎伸展操」、「椅子胸椎伸展操」、「毛巾胸椎伸展操」三種。

在這三種伸展操當中，**希望大家每天實踐的是「網球胸椎伸展操」**。「網球胸椎伸展操」是最有助於恢復胸椎功能的一種運動方式，請大家將其視為「胸椎伸展運動」的主要核心菜單。

在選修菜單部分，則要為大家介紹「增加胸椎活動度的體操」，包含「椅子扭轉上半身體操」、「寶特瓶扭轉身體體操」、「仰躺扭轉身體體操」三種，主要透過**扭轉身體並讓胸椎左右旋轉以增加可動範圍**。另外，「雙人按壓背部體操」則是請同伴用手幫忙推壓背部以提高胸椎柔軟度和活動度的運動菜單。

這些選修菜單用於輔助並提升恢復胸椎功能的效果。「10秒胸椎伸展操」結束後，若還有時間或想要再稍微活動一下身體，可以將這些選修菜單作為追加運動菜單使用。

最後是按摩菜單，主要是「消除背部僵硬的體操」，包含「空中捷泳&空中仰泳體操」、「翻身滾動體操」、「網球滾動體操」三種。

顧名思義是希望大家將這些體操當作按摩使用。比起增加胸椎骨骼的活動性，這些體操的重點在於**放鬆胸椎和肩胛骨周圍的肌肉**。建議大家在僵硬情況較為嚴重時，隨時進行這三項運動菜單。

訣竅在於巧妙融入每天的生活場景中

那麼，我們應該如何搭配活用這些運動菜單，又應該進行多長的時間才好呢？正式開始做操之前，我想先跟大家說明清楚。

首先，請大家每天早晚各進行1次主修菜單「10秒胸椎伸展操」。每次做操時，從❶❷❸中選擇一項就好。雖然早晚各1次，但每次只需要10秒，不會對身體造成太大負擔。

建議大家一天之中至少進行1次「網球胸椎伸展操」。例如：早晚都進行「網球胸椎伸展操」，或者早上「網球胸椎伸展操」搭配晚上「椅子胸椎伸展操」。另外像是早上「毛巾胸椎伸展操」搭配晚上「網球胸椎伸展操」也可以。固定早上為「網球胸椎伸展操」，晚上則❶❷❸輪流也是不錯的方法。

總而言之，以「網球胸椎伸展操」為主軸，另外一次從❶❷❸中輪流交替，以此作為每天的例行公事。

「胸椎伸展操」是一種具有持續性效果的運動，確實養成每天早晚10秒的「胸椎伸展操」習慣，不僅頸椎過直和駝背問題逐漸消失，也能再次喚回胸椎原本的活動度。

接下來，除了主修菜單外，希望大家搭配活用四種選修菜單。搭配方式很自由，像是「網球胸椎伸展操」和「仰躺扭轉身體體操」的組合，可以維持在仰躺狀態下完成所有運動菜單；而「毛巾胸椎伸展操」和「寶特瓶扭轉身體體操」的組合，則可以在站立姿勢下完成所有運動菜單；「椅子胸椎伸展操」和「椅子扭轉上半身體操」的延續運動組合當然也可以。大家進行追加運動時，可以將這種「容易操作的便利性」也一併考慮進去。

但無論如何，希望大家務必將「10秒胸椎伸展操」列為每天的例行公事，至於選修菜單部分，無法「每天進行」也沒關係。

能盡量每天做到當然最好，但抱持「有時間就盡量做」、「星期六日追加選修菜單」的輕鬆態度就可以了。

除了早晚的例行公事，白天時段若能另外安插工作或家事空檔也能操作的運動菜單，對緩解身體緊繃僵硬將更加有效。

例如選修菜單中的「椅子扭轉上半身體操」、「寶特瓶扭轉身體體操」，以及按摩菜單中的「空中捷泳&空中仰泳體操」、「網球滾動體操」等，這些都非常適合在午休或工作空檔時操作。

久坐辦公桌前導致肩部、背部僵硬時，試著在洗手間或無人使用的會議室裡做一下「空中捷泳＆空中仰泳體操」、開始操作電腦之前和之後，以「椅子扭轉上半身體操」取代伸展操，或者午休時間買了便當和寶特瓶飲料，就順便做一下「寶特瓶扭轉身體體操」等等……。像這樣**配合自己的日常生活節奏和場合，養成隨時做操的習慣並巧妙融入生活中**。

另一方面，在家裡有伴侶或小孩的情況下，進行「雙人按壓背部體操」或「翻身滾動體操」不僅具有運動功效，還兼具增進彼此親密關係的效果。若是小朋友還小，可以在家裡地板上鋪一條棉被，將「翻身滾動體操」當作遊戲。

如上所述，將「胸椎伸展運動」巧妙融入生活場景中是能夠持之以恆的訣竅。為了長久堅持下去，請大家務必讓伸展操融入生活中。

＊

接下來，為大家說明幾個進行「胸椎伸展運動」的注意事項。

- 進行任何一項運動菜單時，務必保持正常呼吸，千萬不可以憋氣。
- 進行任何一項運動菜單時，務必隨時意識著「胸椎活動」。
- 患有骨質疏鬆症、腰椎壓迫性骨折、腰椎滑脫症的患者，請避免進行❼的「雙人按壓背部體操」。
- 患有高血壓、心臟病、腦血管疾病的患者，進行各項運動菜單前，請先諮詢主治醫師。

接下來是各項運動菜單的操作方式。切記持之以恆才能促使伸展操為身體帶來更大、更多的功用和效益。

1 網球胸椎伸展操

在頸部和背部施加「反方向力量」

造成胸椎功能逐漸衰退的最大原因是「頭部向前突出」和「背部向後彎曲」。「網球胸椎伸展操」的主要目的是矯正這2個問題，也就是**透過讓頭部向後移動，讓背部向前移動來矯正頸椎過直和駝背問題**。

在矯正過程中，我們需要「2顆黏在一起的網球」。

採取仰躺在地的姿勢，讓2顆網球置於兩側肩胛骨之間，同時用手指大力向下按壓下巴。利用網球向上頂的力量將胸椎向前壓，利用按壓下巴的力道將頸椎向後推。

每天進行這項伸展操並養成習慣，脊椎自然慢慢復位至原本的正確位置，而胸椎也能找回原有的正常功能。

做操時間從10秒開始，習慣後再慢慢拉長時間（最多1分鐘）。雖然剛開始可能有些疼痛，但習慣後應該會覺得通體舒暢。頸、肩、背部等不適症狀也會隨之緩解，當身體再次變得跟以前一樣輕巧，就是胸椎恢復原有活動度的最佳鐵證。

1 準備網球

和P81「薦髂關節網球操」中所使用的網球一樣，準備「2顆黏在一起的網球」（用透明膠帶黏住2顆硬式網球）。

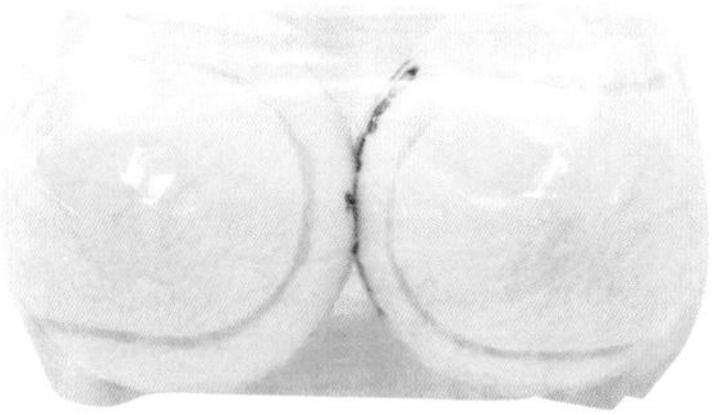

2 坐在平坦的地板上，將網球擺在背部位置

坐在木地板或榻榻米等較硬且平坦的地板上。先將網球置於躺下後正好會落在兩側肩胛骨中間的位置上。

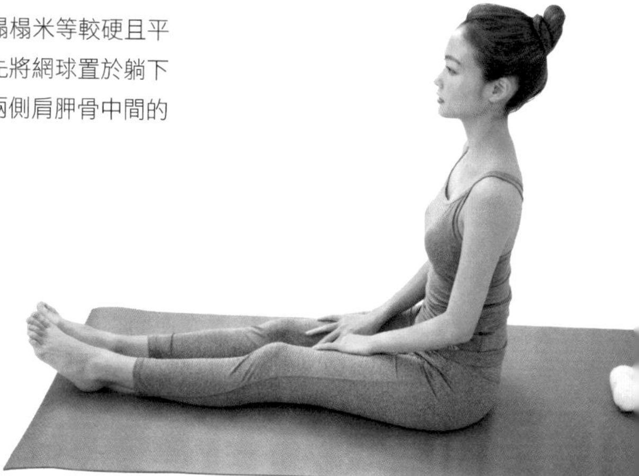

3 躺下時讓網球位於兩側肩胛骨中間，同時用手「按壓下巴」

仰躺在地時，先將網球調整至兩側肩胛骨中間。接著用單手手指將下巴朝頭部後方用力按壓。感覺按壓下巴和網球帶來的刺激，並維持這樣的狀態10秒（最多1分鐘）。利用「按壓下巴」施力讓頭部向後移動，利用網球施力讓背部向前移動。

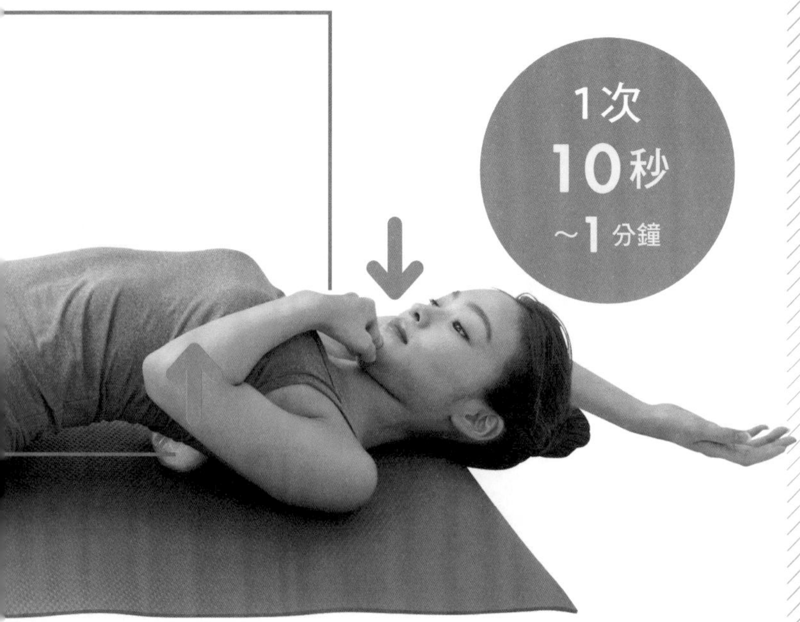

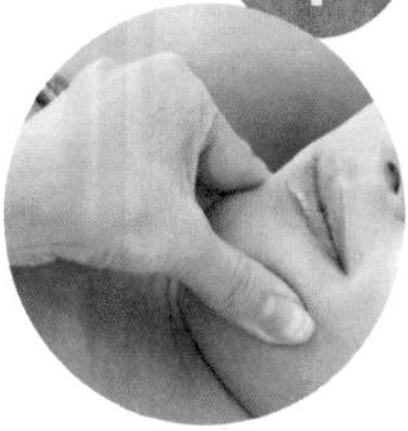

透過「按壓下巴」解決頸椎過直問題

將下巴向後推壓以刺激頸椎，這時向前傾斜的骨骼慢慢向後移動。每天持續這麼做，有助於頸椎弧度恢復原狀，進而解決頸椎過直的問題。

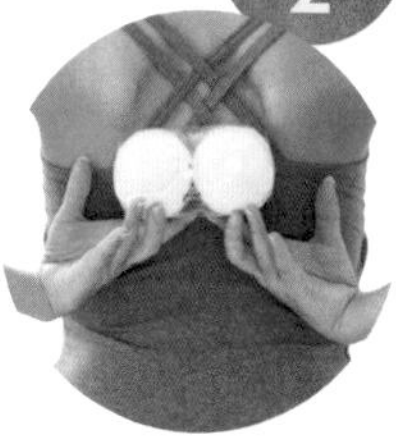

透過網球刺激胸椎以解決駝背問題

透過網球的刺激，將胸椎向前推壓至原本的位置。每天持續這麼做，有助於恢復胸椎的活動度，進而解決駝背問題。

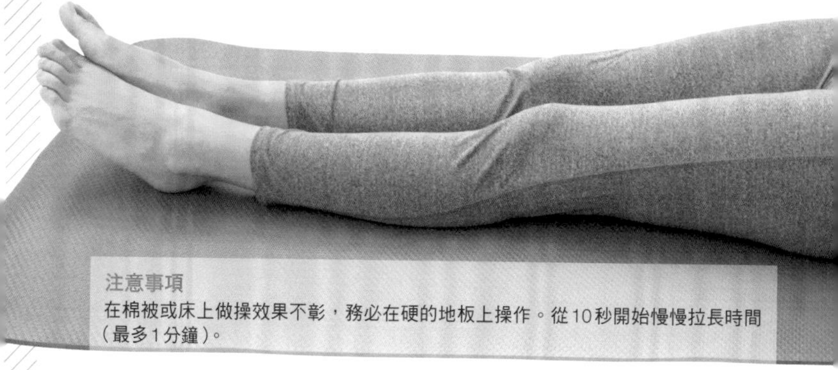

注意事項

在棉被或床上做操效果不彰，務必在硬的地板上操作。從10秒開始慢慢拉長時間（最多1分鐘）。

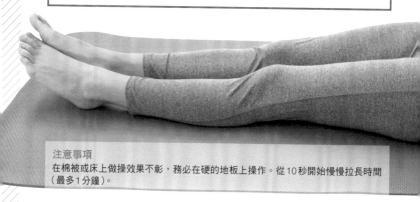

2 椅子胸椎伸展操

恢復胸椎向後的可動範圍

對頸椎過直或駝背情況持續惡化的人來說，身體向後反折是個有點棘手的動作。由於胸椎僵硬緊繃，導致上半身無法順利向後彎曲。

「椅子胸椎伸展操」這項伸展運動是透過刺激胸椎，以利恢復胸椎向後的可動範圍。首先，跪坐在椅子前面，調整一下身體位置，讓肩胛骨中央部位頂在椅座前緣。在明顯感覺得到椅座前緣推壓胸椎部位的狀態下，將上半身盡可能大幅度向後彎曲。

時間為1次10秒，習慣後可以增加至2～3次。剛開始無法順利向後彎曲也沒關係，隨著僵硬情況緩解後，身體自然能大幅度向後彎曲。

每天持之以恆做操，不僅能解決駝背問題，也能找回胸椎原有的柔韌。

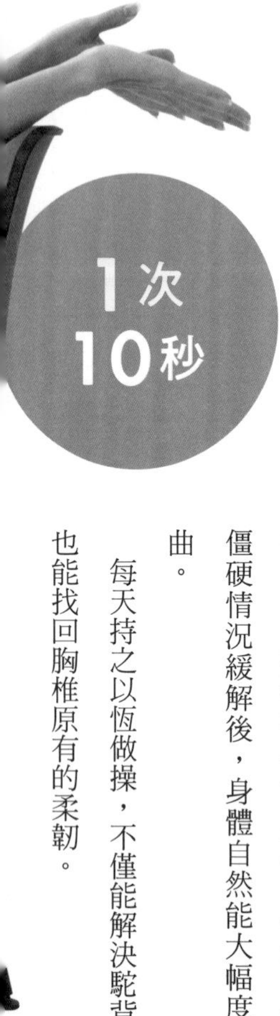

跪坐在椅子前面，上背部頂在椅座前緣，上半身大幅度向後彎曲

跪坐在椅子前面，調整身體位置讓背部肩胛骨中間部位頂在椅座前緣，然後上半身大幅度向後彎曲。在明顯感覺得到椅座前緣推壓上背部的狀態下，維持身體反折姿勢10秒。習慣之後再重複2～3次。

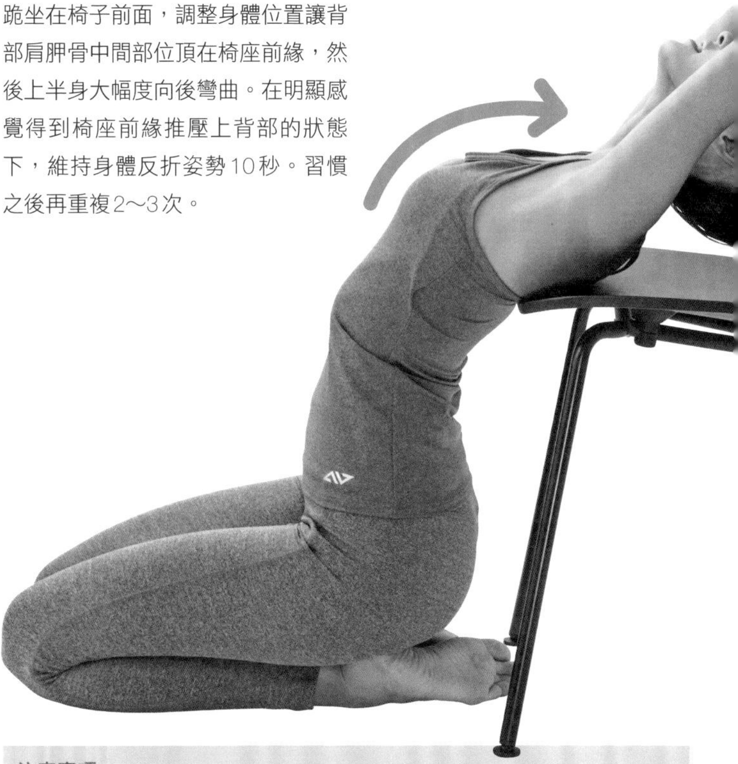

注意事項

椅座過高而頂不到上背部時，可以跪坐在椅墊或靠墊上以調整高度。而椅座過低時，可以直接臀部著地。另外，務必留意椅子不會因為承受不住身體重量而位移或傾倒。

3 毛巾胸椎伸展操

提升胸椎旋轉力量和反折力量

通常胸椎僵硬的人，進行旋轉、反折上半身的力量會變小。「毛巾胸椎伸展操」正好是一項能夠擴大胸椎可動範圍，並且恢復旋轉力和反折力的體操。

首先，用雙手在背後斜向舉起毛巾，接著將上半身用力往手高舉的那一側扭轉。盡可能在扭轉至極限的位置上停留10秒。另外，將毛巾平舉於背後時，雙臂要盡量往上抬高，同樣停留10秒，這樣才能有效擴大胸椎的可動範圍。

1 在背後斜向舉起毛巾，上半身向右扭轉

在背後斜向舉起毛巾，上半身用力往右側（手高舉的那一側）扭轉。盡可能在扭轉至極限的位置上停留10秒。

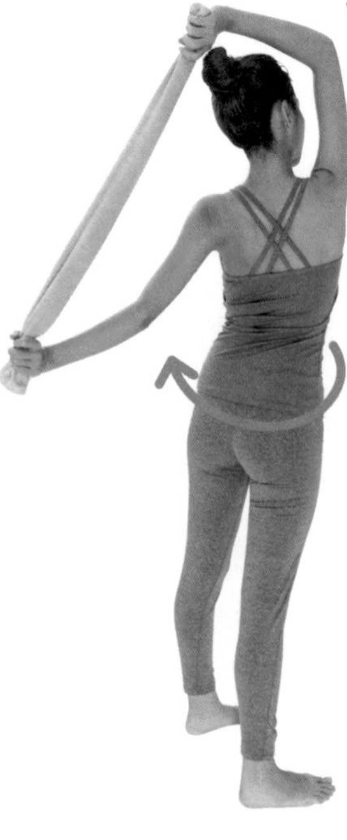

2

在背後斜向舉起毛巾，上半身向左扭轉

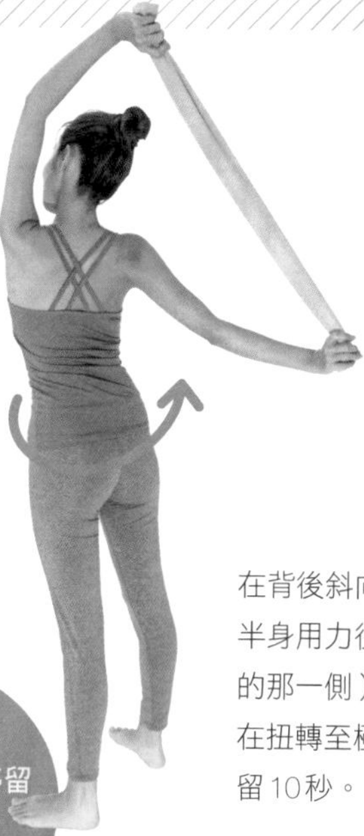

在背後斜向舉起毛巾，上半身用力往左側（手高舉的那一側）扭轉。盡可能在扭轉至極限的位置上停留10秒。

各自伸展至極限後，停留**10秒**

3

將毛巾平舉於背後，雙臂往上抬高

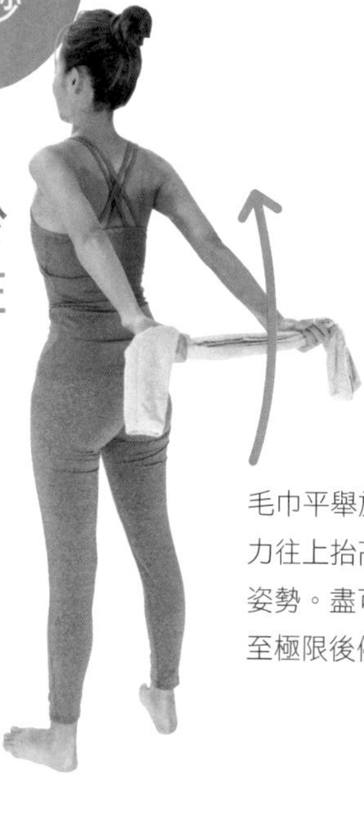

毛巾平舉於背後，雙臂用力往上抬高讓背部呈反折姿勢。盡可能將雙臂抬高至極限後停留10秒。

4 椅子扭轉上半身體操

1 側身並蹺腳坐在椅子上，扭轉上半身後將手搭在旁邊椅子的椅背上

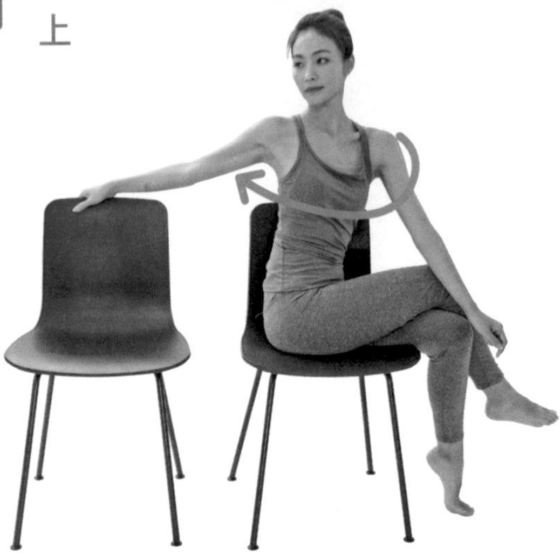

上半身與下半身各自往不同方向扭轉

為了改善胸椎的活動度，必須養成大幅度扭轉上半身的習慣。使用2把椅子的「椅子扭轉上半身體操」有助於養成扭轉身體的習慣。

將2把椅子並排在一起，側身並蹺腳坐在其中一把椅子上。在維持腰和腳不動的狀態下大幅度扭轉上半身，並將手搭在旁邊椅子的椅背上。也就是上半身（手臂）和下半身（膝蓋）朝180度相反方向的姿

2 對側也是同樣操作方式

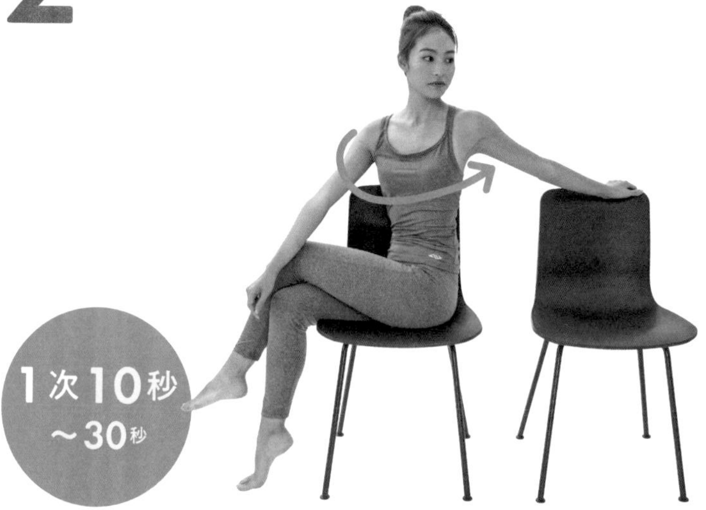

將2把椅子並排在一起，側身並蹺腳坐在其中一把椅子上。維持腰和腳的方向不動，大幅度扭轉上半身並將手搭在旁邊椅子的椅背上。隨時意識脊椎的存在，將上半身扭轉至極限後停留10秒～30秒左右。對側也是同樣操作方式。

勢。維持這個姿勢10秒～30秒左右，不僅能放鬆胸椎及周圍的肌肉，還能改善胸椎活動度。

只要有2把椅子，隨時隨地都能做操。感覺背部僵硬時，積極利用工作或家事空檔進行這項扭轉體操吧。

5 寶特瓶扭轉身體體操

寶特瓶平舉至胸前，用力將手臂和上半身向後方扭轉

單手握住裝水的寶特瓶並平舉至胸前，用力將手臂和上半身向後方扭轉。左右側各進行3～5次。

左右側各 3~5次

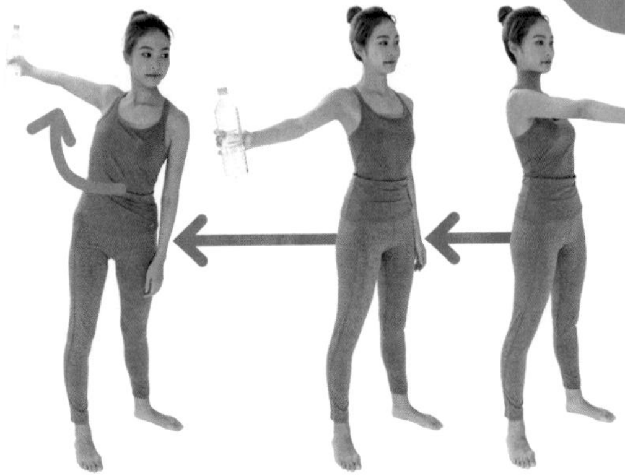

用力扭轉身體，擴大旋轉可動範圍

單手握住裝水的寶特瓶平舉至胸前，甩動手臂的同時用力將身體向後方扭轉。透過用力扭轉上半身以擴大胸椎的旋轉可動範圍，同時改善胸椎活動度。

左右兩側各3～5次。剛開始寶特瓶裡裝500 mℓ的水，習慣做操動作後再增加至1ℓ的重量。

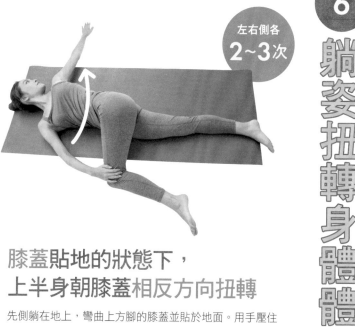

6 躺姿扭轉身體體操

左右側各
2~3次

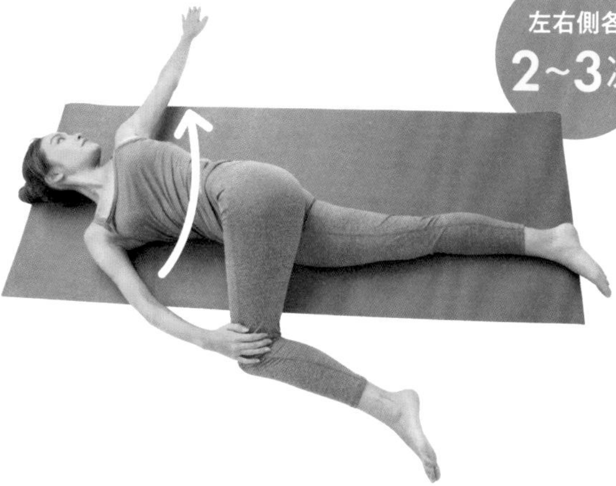

膝蓋貼地的狀態下，上半身朝膝蓋相反方向扭轉

先側躺在地上，彎曲上方腳的膝蓋並貼於地面。用手壓住膝蓋以避免膝蓋懸在半空中，然後將上半身大幅度朝膝蓋相反方向扭轉。左右側各進行2～3次。

躺姿扭轉身體體操 提高脊椎整體的柔軟度

「躺姿扭轉身體體操」是躺在地上且上半身和下半身朝相反方向扭轉的運動菜單。先側躺在地上，彎曲上方腳的膝蓋並用手壓住膝蓋。於膝蓋貼地的狀態下將上半身大幅度朝膝蓋相反方向扭轉。這個體操有助於增加胸椎的旋轉力，並且提高脊椎整體的柔軟度。

7 雙人按壓背部體操

在同伴協助下將胸椎往深處按壓

「胸椎伸展運動」也有雙人一起進行的版本，現在為大家介紹其中一種「雙人按壓背部體操」。

這項體操的操作方法是所有運動菜單中最簡單的一種。先採取四足跪姿，然後請同伴用手按壓背部就可以了。用雙手大拇指指腹按壓兩側肩胛骨中間的胸椎部位，大約3～5次。負責按壓的人**千萬不要用全身力量使勁按壓**，感覺得到胸椎往內側凹陷的程度即可。

這項體操具有解決駝背和改善脊椎活動度的效果，而且按摩也有助於緩解胸椎周圍的僵硬緊繃。建議請同伴或小孩一起幫忙，除了增進彼此感情，還可以達到放鬆身體的效果。

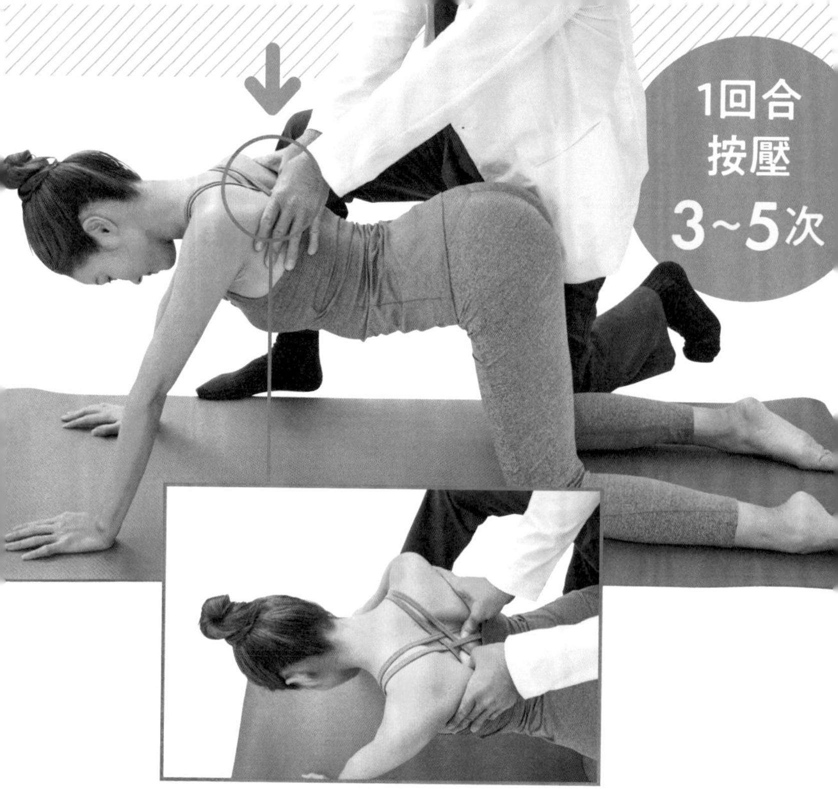

採取四足跪姿，請同伴按壓兩側肩胛骨中間的胸椎部位

四足跪在平坦地面上，放鬆全身力量，接著請同伴按壓兩側肩胛骨的中間部位。用雙手的大拇指或手掌，慢慢將背部向下按壓，1 回合約 3～5 次就好。

注意事項

按壓時千萬不要使盡吃奶的力氣，僅用單手按壓的話，容易不自覺用盡全身力量，所以建議使用雙手一起按壓。而患有骨質疏鬆症、腰椎壓迫性骨折等疾病，或者擔心自身骨骼強度不夠的人，請盡量避免這項體操。

8 空中捷泳＆空中仰泳體操

以大幅度轉動肩胛骨的方式「游泳」

簡單說就是以捷泳和仰泳的概念，動作稍大並緩慢轉動手臂和肩膀。

關鍵在於進行空中捷泳時，身體稍微前傾一些；而進行空中仰泳時，身體稍微向後反折。進行這兩種體操都必須大幅度轉動肩胛骨，既能消除肩部和背部的僵硬緊繃，亦能促使關節運作更加順暢。

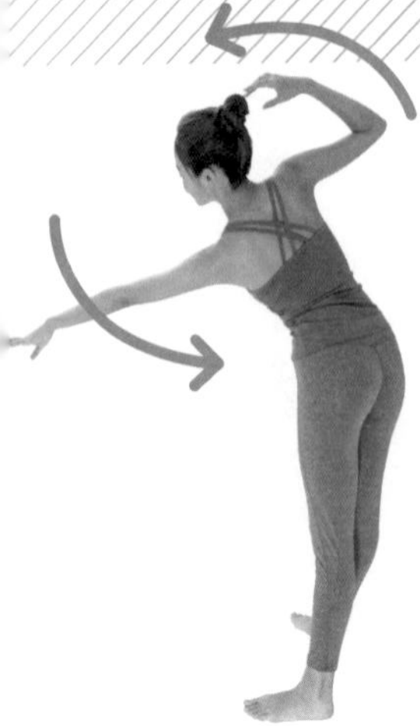

空中捷泳

雙腳張開與肩同寬，做出「和捷泳一樣的動作」。雙臂輪流划動，動作大一些且緩慢地轉動肩胛骨。

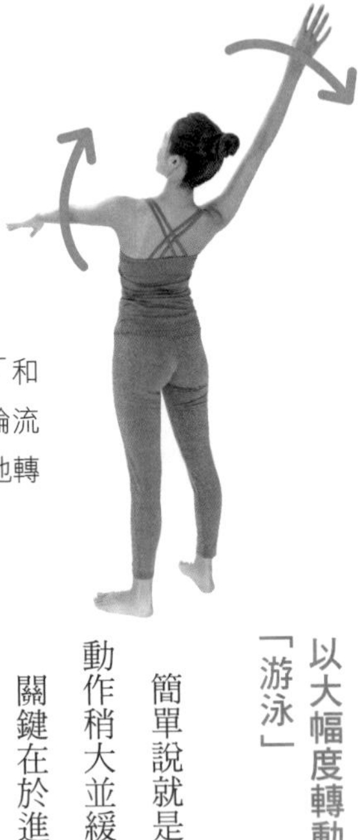

空中仰泳

雙腳張開與肩同寬，做出「和仰泳一樣的動作」。雙臂輪流划動，動作大一些且緩慢地轉動肩胛骨。

9 翻身滾動體操

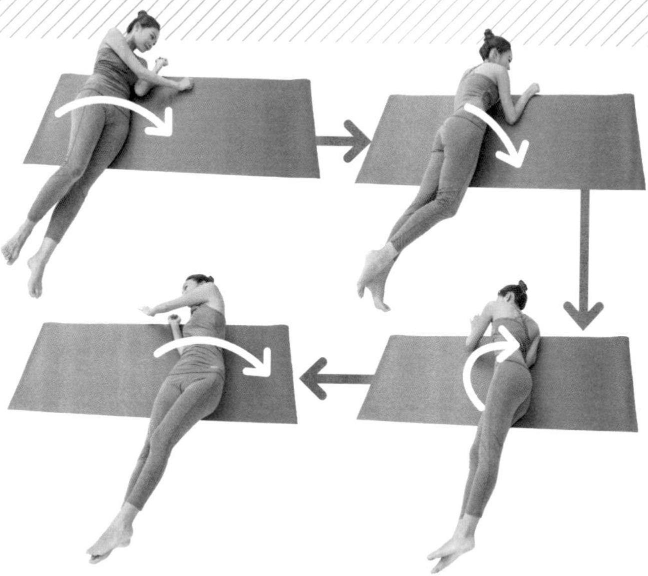

向左右兩側來回翻身數次

先在房裡鋪上棉被、毯子或瑜珈墊，然後躺在上面滾動。試著向左右兩側各來回滾動10次～20次。

翻身等同於「按摩脊椎」

「翻身」是一種適度彎曲脊椎且同時使用背部和腰部肌肉的行為。所以，單純的翻身動作其實就是一種有效放鬆脊椎和背肌的「按摩」。

進行「翻身滾動體操」之前，先在房裡鋪上一條大棉被，然後在棉被上向左右兩側來回滾動。滾動時記得將注意力擺在脊椎的彎曲弧度上。

10 網球滾動體操

只要有牆壁和網球，
任何地方都能做操

最後一項運動菜單是「網球滾動體操」。將1顆硬式網球夾在牆壁和自己的背部之間，透過網球的滾動來按摩脊椎。首先，將網球頂在感到最僵硬緊繃的部位，透過適當的體重施壓來滾動網球，藉此按摩脊椎。按摩30秒左右，應該會覺得背部舒暢許多。可以利用工作空檔進行這項體操。

利用牆壁和硬式網球，緩解上背部的僵硬

將硬式網球夾在牆壁和背部之間，利用身體重量壓住網球並慢慢移動背部以滾動網球。可以將網球頂在兩側肩胛骨中間等背部比較僵硬緊繃的部位。

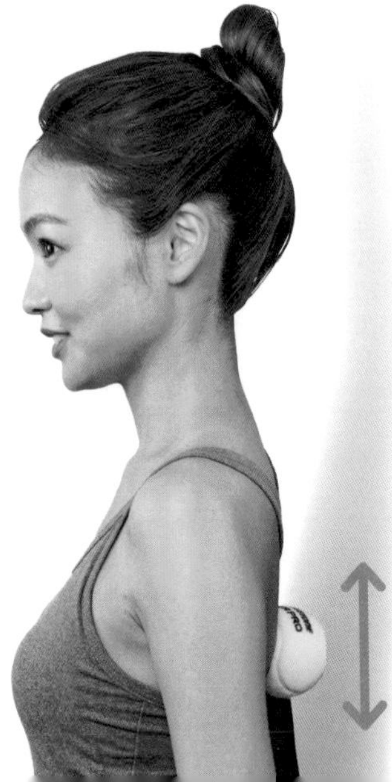

Part 4

保持頸、肩、背部
每天都能活動自如的
25招生活術

改善「容易造成胸椎活動度變差的生活習慣」

我認為胸椎活動度變差，進而造成頸部、肩部、背部不舒服的原因是生活習慣病。

請大家試著回想一下，頸椎過直的情況持續惡化是每天一直低頭使用手機、電腦、打遊戲機等造成；而駝背情況持續惡化，則是每天彎著身體久坐不動所造成。每天的生活形態養成頭部和上半身向前傾斜的壞習慣，進而使脊椎染上惡習，胸椎功能日漸衰退。也就是說，長期姿勢不良所形成的「癎習」以不適症狀的形式顯現於身體上。

然而，透過每天進行「胸椎伸展操」，便能確實矯正滲透至身體的不良姿勢。只要以胸椎為首的脊椎恢復正常功能，頸、肩、背部的惱人問題自然不藥而癒。

不過話說回來，需要改善的習慣並非只有「姿勢」。

事實上，我們的日常生活中還有不少出乎意料外的生活習慣容易造成身體不適。例如，托腮習慣、聳肩習慣、呼吸短促的習慣、窩在沙發上的習慣、睡高枕的習慣、低著頭走路的習慣……。這些生活中「微不足道的小習慣」，長年累積下來也會逐漸形成不適症狀。

因此，我們必須盡可能改善這一類的生活習慣。在Part4單元中，我將為大家介紹我們在日常生活中應該注意哪些生活習慣，以及各種能夠「確保胸椎健康的生活術」。

為了解決造成「胸椎功能衰退」的生活習慣病，請大家務必去蕪存菁，維持頸、肩、背部的良好狀態，以利永遠靈活運作。

生活術之①

改掉「托腮」和「立肘撐頭」的習慣

日常生活中有一些不經意的習慣或舉動，往往在不知不覺間對關節造成沉重負擔。例如托腮習慣。長時間托腮容易造成頸部歪斜變形，其中對身體影響最大的是下巴向前方突出，前臂好比支撐柱般托住下巴前端的姿勢。

從事文書工作的人，平時若經常採取這種姿勢，長期下來容易導致頸椎過直的情況持續惡化或頸椎歪斜。

除此之外，立肘撐頭也是一種壞習慣。下班回到家後，大家會不會側躺在沙發或地板上，然後以立肘撐頭的姿勢看電視？

立肘撐頭姿勢其實會對頸部造成莫大負擔。由於頸部單側肌肉持續遭到拉扯，頸

特別留意「用手臂當支撐柱的不良習慣」

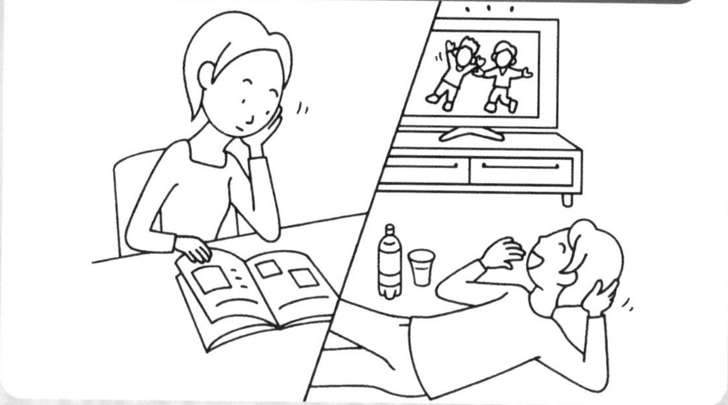

部和肩部因疲勞蓄積而誘發僵硬緊繃現象，進而造成頸椎歪斜。平時經常採取這種姿勢，久而久之容易影響頸椎和胸椎的活動度。

建議大家務必戒掉「用手臂當支撐柱來撐頭的不良習慣」，應該支撐人類頭部的是脊椎，而不是手臂。只要頭部能直立於脊椎上，根本不需要額外的支撐柱。頭部正確立於脊椎上，分散重量的功能正常運作，這樣脊椎便能確實完成支撐的重責大任。

生活術之②

不要在沙發上睡覺

窩在鬆軟沙發上是一件非常舒服的事，但為了脊椎健康著想，建議大家戒掉這個習慣。

畢竟坐在鬆軟沙發上時，胸椎和腰椎的彎曲角度容易因為身體和骨盆的下沉而不得不跟著變大。假設長時間維持彎曲身體的姿勢，會因為駝背情況加劇而誘發腰痛等現象。

另外，常有人因為太舒服而在沙發上睡著，但這是非常ＮＧ的行為。尤其以沙發「扶手」作為枕頭的睡法，更容易造成肩頸肌肉遭到拉扯而緊繃，甚至引起肩頸僵硬緊繃、落枕等問題。建議大家盡量縮短窩在沙發上的時間，方能維持脊椎的健康。

生活術之❸

捶肩和按摩是為了放鬆肩頸肌肉

「按摩力道稍微強一點時，隔天反而覺得有些痠痛……」似乎不少人都有這樣的經驗。

其實按摩後的痠痛是一種正常現象，這是按摩力道過大造成肌肉組織發炎所致。

按摩會造成痠痛，捶肩或按摩時務必注意力道要適中，並非愈用力愈有效。「不夠痛快」的適度刺激才是真正有幫助的按摩。無論如何都希望「按摩力道大一點」的話，建議縮短按摩時間，大約10分鐘內就好。

揉捏、按摩頸部時，尤其需要格外小心。因為頸部肌肉比較薄且細嫩，稍微用力一點可能會造成傷害，千萬牢記不可過度刺激頸部肌肉。

生活術之❹

養成三不五時按壓下巴的習慣

解決頸椎過直最快速的方法是養成「按壓下巴」的習慣。方法非常簡單，用手指頂在下巴前端，透過用力按壓的方式讓頭部和頸部向後移動。

訣竅在於用力按壓時要感覺頭部和頸部水平向後滑動，請大家試著用力按壓，不能只是輕輕壓兩下。

在Part3單元的「網球胸椎伸展操」中也有這項簡單的體操，**反覆進行「按壓下巴」有助於放鬆頸椎關節，並且逐漸將頸椎向後推**。整體頸椎弧度恢復正常後，頸椎過直問題自然能迎刃而解。

「按壓下巴」的方法

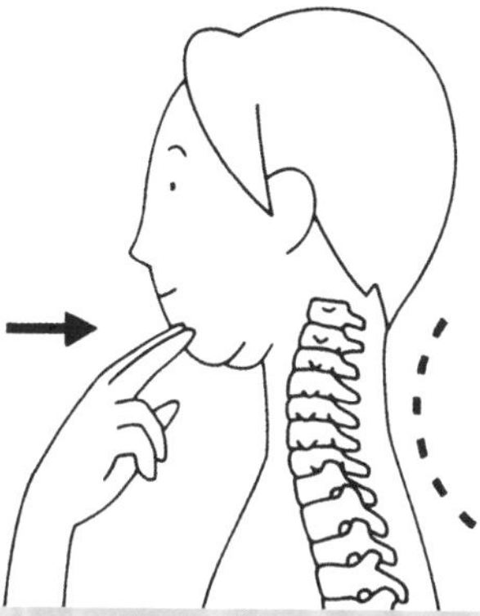

1 坐在椅子上，收下巴

2 手指頂在下巴，用力向後按壓

先擺出正確姿勢並收下巴。接著將手指頂在下巴位置，感覺讓下巴向後滑動般用力按壓。訣竅在於用力，不能只是輕輕壓兩下。

除此之外，每天操作次數愈多，效果愈好。建議大家在工作或家事的空檔，**一有時間盡量多做幾次這項體操。**舉例來說，「滑手機時不忘順便按壓下巴」、「上廁所時順便按壓下巴」，建議從事各項日常活動時，都要順便加上按壓下巴的動作。像是我每次開車出門時，一停等紅燈，我立刻利用時間按壓下巴。

每天勤加「按壓下巴」，假以時日必定能與頸椎過直說再見。大家努力讓頸椎養成「正確習慣」吧。

生活術之5

利用「束袖帶」防止駝背

我想大家應該看過宮崎駿導演的動畫作品《神隱少女》，其中有一幕女主角千尋用束袖帶束起衣袖努力工作的畫面。雖然現今社會裡比較少見，但過去有不少工匠或主婦在工作或做家事時使用束袖帶將長長的衣袖綁起來。其實我非常推薦大家使用束袖帶，束袖帶既可以防止駝背，還可以維持身體的良好姿勢。

如先前所述，駝背的形成是受到平時姿勢的影響。頭部向前突出，兩側肩膀自然跟著向前傾，而雙肩一旦向前傾斜，背部自然跟著彎曲。每天長時間維持這樣的姿勢，也難怪駝背情況逐漸變嚴重。

這時如果使用束袖帶像捆住衣袖般綁在身上，就可以藉由捆綁的力量使雙肩維持

「束袖帶」的使用方法

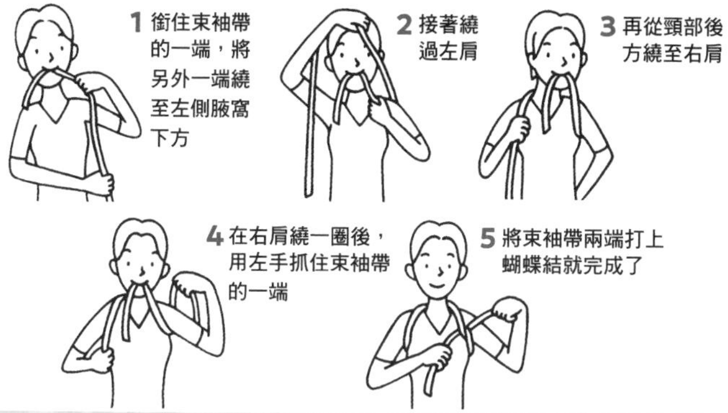
1 銜住束袖帶的一端，將另外一端繞至左側腋窩下方
2 接著繞過左肩
3 再從頸部後方繞至右肩
4 在右肩繞一圈後，用左手抓住束袖帶的一端
5 將束袖帶兩端打上蝴蝶結就完成了

在後方，並且讓背脊直立伸展。在這種狀態下，就算埋首於工作中，也不會不知不覺變成駝背姿勢，能夠一直維持良好的正確坐姿。

建議在家工作時，或者不太需要在意服裝儀容的場合裡，盡量綁上束袖帶工作。尤其平時有聳肩習慣的人、肩背部嚴重僵硬的人、需要長時間電腦作業或唸書的人，最好都能綁上束袖帶。相信束袖帶必定是防止駝背、防止僵硬緊繃的最強戰友。

生活術之⑥

讓小孩幫忙踩踩背

「可以過來幫爸爸踩踩背嗎？」——相信家裡有小孩的人都曾經請小孩幫忙踩踩背，消除僵硬緊繃吧？俯趴在床上或地上，讓小孩幫忙踩一下背部僵硬的部位。我個人認為這種按摩方式挺有效的，雖然效果因小朋友的體重而異，但稍微強勁的踩踏刺激有助於放鬆背部肌肉，促進全身血液循環活絡，而彼此的肢體接觸也有利於增進親子關係，大家不妨試著像玩遊戲般請家裡的小孩幫忙踩踏按摩。

不過，請特別留意一點，**讓小孩在背上跳躍可能會造成骨折，而且這個方法並不適合有骨質疏鬆症或腰椎壓迫性骨折的高齡者**。已經被稱為「爺爺」、「奶奶」的人，最好不要嘗試這種方法。

生活術之⑦

不要再戴沉重的首飾或帽子

人類的頸椎必須長期支撐重達體重10%的頭部，對頸椎而言，這是一份相當吃力的重勞力工作。尤其肩頸狀況不佳時，頸椎更容易處於「光支撐頭部重量就已經筋疲力竭」的勞累狀態，這時若再加上沉重的項鍊或耳環等負擔，大家覺得會發生什麼情況呢？

這些額外的重量像是落井下石般，可能造成肩頸不適症狀變得更嚴重。

為了肩頸健康，建議大家盡量不要配戴過重的項鍊或耳環等首飾。參加宴會等正式場合必須配戴時，則挑選重量輕一點的首飾。同樣的道理，配戴沉重的帽子、髮飾、眼鏡時也要格外留意，**盡量減輕「頸部以上的重量」**。

生活術之8

使用手機時，另外一隻手握拳夾於腋下

「前言」中曾經提過，隨著智慧型手機的日漸普及，主訴肩頸痠痛的人急速增加。肩頸不適的患者遽增，最大原因是使用智慧型手機時的「低頭姿勢」。低頭使頭部向前突出，數顆保齡球般的重量頓時全落在頸椎和胸椎上。平時老是低著頭看手機，也難怪頸椎和胸椎發出哀鳴。現在不積極設法解決這個問題，日後主訴肩頸不適症狀的人將持續增加。

那麼，究竟應該怎麼做才好呢？

我想到了一個解決方法，就是「使用手機時，另外一隻手握拳夾於腋下」。

為了防止低頭姿勢，必須**養成將手機舉至臉前操作的習慣**，因此我才想到「使用

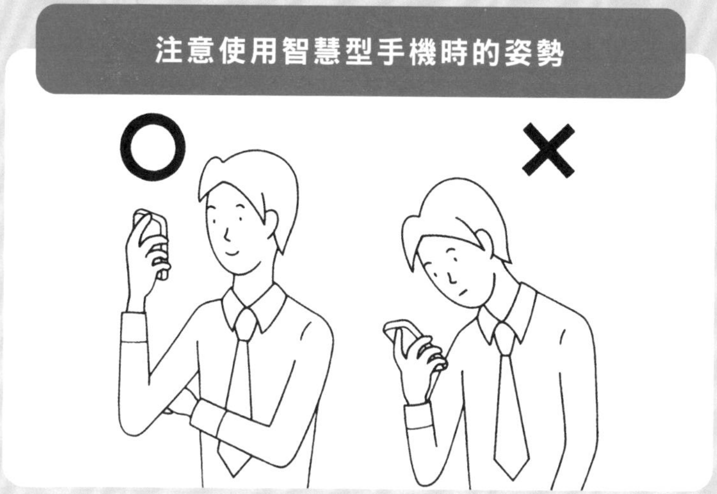

手機時，另外一隻手握拳夾於腋下」的這個方法。

習慣用右手操作手機的右撇子，請將左手握拳夾於右手腋下。

現在請大家跟著試試看，覺得怎麼樣呢？是不是非得將手機舉至臉的前面才方便操作呢？

像這樣下點工夫就能防止低頭姿勢，也能減輕肩頸的負擔。智慧型手機的重度使用者，只要養成這樣的操作習慣，必定能大幅減輕頸部、肩部的負擔。

生活術之9

從事文書工作時，每隔30分鐘進行1次「脊椎深呼吸」

其實人體的骨骼和關節構造並不適合長時間久坐。長時間坐著不動，不僅容易造成頸椎過直和駝背的情況持續惡化，脊椎功能也會逐漸衰退。每天過著長時間久坐的生活，總有一天會誘發頸、肩、腰部痠痛。

既然如此，從事行政文書工作等必須久坐的人又該如何是好呢？

建議大家養成每隔30～45分鐘稍微休息一下，並且進行大幅度「伸展」的習慣。每隔一段時間站起來伸展一下身體，脊椎和關節比較不容易產生疼痛現象。其實「伸展」好比是「脊椎的深呼吸」，大幅度且溫和地伸展頸椎、胸椎、腰椎，有助於促進血液循環、放鬆背部肌肉，以及讓脊椎重新恢復原本的姿態。

生活術之⑩

留意在廚房做家事時的站立姿勢

大家在廚房料理三餐或洗滌碗盤時，是不是常在不知不覺間低下頭彎下腰？尤其在水槽或流理台偏低的情況下，非得駝背弓腰才有辦法做事。應該有不少人是因為這個緣故導致頸椎過直和駝背問題持續惡化，進而誘發頸痛、肩膀僵硬、腰痛等不適症狀。在廚房做家事也要多加留意自己的姿勢。例如盡量讓身體貼近水槽或流理台，這樣的姿勢比較能夠避免彎曲身體。另外，**水槽或流理台真的太低時，可以試著向左右張開雙腳，降低自己的高度以防止身體向前傾斜**。假設廚房工作台的高度真的不適合自己的身高，重新整修也是方法之一。雖然必須花費一筆不小的費用，但從能夠防止駝背、肩頸僵硬痠痛、腰痛的角度來看，確實值得好好考慮一下。

生活術之⑪

適合現今社會的「吊掛健康法」

50歲以上的人多半都知道，過去曾經一度流行「吊掛健康法」的伸展運動，亦即雙手抓住比自己高的單槓，透過懸空吊掛來伸展身體。雖然只是非常簡單地吊掛在單槓上，但當時吊掛專用的健康器材一上市立刻造成熱賣。

這種能夠確實伸展脊椎的健康方法非常適合現代人。尤其**身體老是向前彎曲的人，更需要透過吊掛讓頸部至腰部一帶徹底伸展**，非常適合用來對抗駝背。

大家可以多加利用公園裡的「天梯」遊樂器材來吊掛身體，但初次嘗試時，務必小心不要掉下來。至於家裡的家具、窗簾軌道等既沒有強度又不堅固，吊掛在上面十分危險，千萬不要輕易嘗試。

生活術之⑫

盡量避免「跳躍運動」

我認為人類的骨骼構造不利於承受縱向的衝擊，應該盡量避免上下的縱向跳躍運動。光是一般用雙腳行走的生活，已經有不少人為了撐起沉重的頭部而頸痛或腰痛，若再加上上下跳躍所帶來的縱向衝擊，脊椎和關節勢必得承受更大的負荷，更容易誘發頸部、腰部、膝蓋等部位的關節疼痛。

事實上，許多從事嘻哈街舞、彈跳床、排球、籃球等需要大量彈跳運動的人多少都有關節方面的問題。近年來極為盛行的慢跑或馬拉松，由於有大量來自縱向的衝擊，其實對關節並不友善。建議頸部、腰部、膝蓋有不適症狀的人，最好避免這一類的運動。

生活術之⑬

拉開雙肩並挺直背脊後再進行深呼吸

大家平時的呼吸會不會略於短促呢？

呼吸短促表示肺部沒有充分膨脹，僅少量空氣進出。而肺部之所以無法充分膨脹，多半受到頸椎和胸椎活動度變差的影響。

先前稍微提過，一旦頸椎和胸椎向前傾斜造成活動度變差，「胸廓」會跟著變狹窄。

胸廓是肋骨和胸骨組成的空間，內有肺臟、氣管、心臟、胃等臟器。頸椎和胸椎活動度變差，進而使胸廓變狹窄時，肺部會因為無法順利膨脹、收縮，而導致呼吸變短促。

為了順利深呼吸，必須讓頸椎和胸椎恢復原有的活動度，並且擴大胸廓。換句話說，每天進行「胸椎伸展操」，致力於恢復頸椎和胸椎原本的功能。

至於擴大胸廓的部分，則有一種非常簡單的方法，那就是「深呼吸」。

雖然看似簡單，但「擴大胸廓的深呼吸」另有訣竅。

訣竅在於深呼吸的姿勢。

首先，雙腳張開與肩同寬，收下巴，雙肩向後拉開並確實挺直背脊，接著再大口吐氣，大口吸氣。

現在感覺怎麼樣？特別留意姿勢的深呼吸，是不是有種肺部比平時膨脹得更大的感覺？

深呼吸能夠讓新鮮的氧氣順著血流運行至全身，活化體內細胞。建議大家養成每天進行「擴大胸廓深呼吸」的習慣。

生活術之⑭

K歌時大聲唱歌以增加肺活量

胸廓變狹窄時，不少人抱怨有「呼吸困難」、「胸部有壓迫感」、「吞嚥困難」、「發不出聲音」等不舒服症狀。這些都是胸廓內的肺臟、氣管、食道等臟器受到壓迫所引起的症狀。

若要改善這些症狀，除了恢復頸椎和胸椎的活動度外，**擴大胸廓使肺部膨脹**也是非常重要的一環。

要增加肺活量，「深呼吸」、「拉長聲音」、「大聲說話」都是極為有效的方法。舉例來說，去ＫＴＶ唱歌時，用力大聲唱是非常不錯的方法。另外，挑選幾首「必須拉長音的歌曲」，從肚子深處用力唱出聲音，也是訓練肺活量的好方法。

生活術之⑮

嘗試進行發聲練習和吹箭運動

據說歌劇和音樂劇的歌手平時都非常留意自己的姿勢，平時總是挺著胸膛和背脊。我想這肯定是為了從肚子深處發出美麗的聲音，才隨時保持寬敞的胸廓以避免肺活量變差。由此可知，「姿勢」和「聲音」有著密不可分的關係。

順帶一提，據說最近有不少人為了避免自己變成「老人聲」或「沙啞的聲音」，還特別參加「發聲練習」課程，從基礎開始學習正確的姿勢和發聲方式。

另外，針對鍛鍊肺活量，建議大家嘗試「吹箭運動」課程。想要射中遙遠的靶心，需要正確的姿勢和肺部大大膨脹。這是一項有助於擴展胸廓的訓練，沒有吹箭經驗的人或高齡者都可以進行這項運動。為了保持胸部健康，大家一起試試看吧。

生活術之⑯
瑜珈對關節健康有益，但切勿「做過頭」

近年來瑜珈運動非常盛行，尤其深受女性朋友青睞。

透過柔軟地彎曲身體以擴大關節可動範圍和靈活關節活動。推薦大家嘗試瑜珈運動以維持關節健康，對於保持胸椎活動度應該也有所助益。

進階到最高等級時，關節甚至可以彎曲到令人難以置信的程度，做出超乎想像的人體動作。但請大家特別留意，以理想且完美的姿勢為目標，**硬是勉強深度彎曲關節，反而容易造成關節不穩定，進而誘發腰痛、膝蓋痛、髖關節痛等症狀**。實際上，過去也曾經有人因為「練瑜珈傷到關節和韌帶」而前來我的治療所求診。

初階瑜珈對關節有益，但千萬不要「做過頭」。在合理範圍內練習就好。

生活術之⑰

留意背包的方式，建議使用後背包

各位在早晚通勤時，是不是有以下這幾種情況呢？側背包老是掛在同一側的肩膀上，總是使用單一側的手提著沉重的手提包。這種左右側不平均的使用方式，數年、數十年累積下來，自然會對頸部、肩膀、脊椎造成傷害，進而誘發僵硬、疼痛等症狀，甚至可能造成脊椎側彎或骨盆歪斜。

建議大家使用側背包或手提包時，盡量左右兩側輪流切換。到超市採買時，則是盡可能將所有東西平均分裝成兩袋，一手各拿一袋。

另外，我從以前就經常推薦大家使用後背包，因為重物的重量能夠平均分攤至兩側肩膀，不易造成身體往單側傾斜，帶給頸、肩、腰部的負擔也相對較小。

生活術之⑱

睡覺時多多翻身

翻身對脊椎而言是不可或缺的「運動」。在Part3單元中介紹過「翻身滾動體操」，滾動身體對胸椎、腰椎、背部、腰部肌肉是非常好的刺激。

請大家思考一下，翻身時身體扭轉至對側，脊椎必須適度彎曲，然後再加上頸椎、胸椎和腰椎的扭轉動作。這個「脊椎彎曲，各脊椎骨扭轉的動作」能夠提高整個脊椎的柔軟度。

除此之外，翻身還具有消除脊椎和背部肌肉疲勞的功用。

脊椎和背部肌肉在一整天的活動中不眠不休地支撐身體重量，直到深夜入睡時，已經不知不覺累積相當多的疲勞。睡覺期間不需要站立，脊椎和背部可以暫時不需要承載身體重量，在這段解脫自重勞力的時間裡，對脊椎來說是「骨骼休息」與消除疲勞再好不過的機會。

如果能在這段期間內多翻身，透過「彎曲脊椎，旋轉身體的動作」將有助於提高放鬆脊椎和背部肌肉的效率，並且有效消除疲勞。換句話說，**睡眠中的翻身具有消除累積一整天的脊椎和肌肉疲勞的效果**。

由此可知，睡覺時多翻身有利身體健康，但有些人可能質疑：「睡眠是無意識狀態，要如何多翻身呢？」事實上，調整身體狀況和睡眠環境，的確有可能提高翻身力。

要怎麼做才能提高翻身力？基本上需要調整寢室的溫度和濕度，選擇重量較輕的棉被，盡量睡在比較寬敞的空間中。選擇偏硬的床墊以提高對脊椎和肌肉的「按摩效果」。為了維持脊椎健康，建議大家盡量將睡眠環境調整成適合多翻身的狀態。

生活術之⑲

養成「不使用枕頭」的睡眠習慣

基本上，我建議大家睡覺時「不使用枕頭」。

從側邊觀察仰躺在枕頭上的姿勢時，會發現「只有頭部抬高向前突出」，從人體骨骼構造來看，這是極為不自然的姿勢，假設每天使用高度較高的枕頭，以頭部抬高的姿勢睡覺，長期下來易導致頸椎過直的情況持續惡化。

使用高枕頭睡覺也會使頸部和肩部肌肉一直處於被拉扯的緊繃狀態，以這種姿勢睡覺，難怪肩頸會僵硬緊繃。我認為早上起床時老是感到「肩頸僵硬」的人，多半是枕頭高度過高所致。

我經常建議有頸部、肩部僵硬緊繃現象的患者「先嘗試睡覺不使用枕頭」。實際上

建議仰躺時「不使用枕頭」

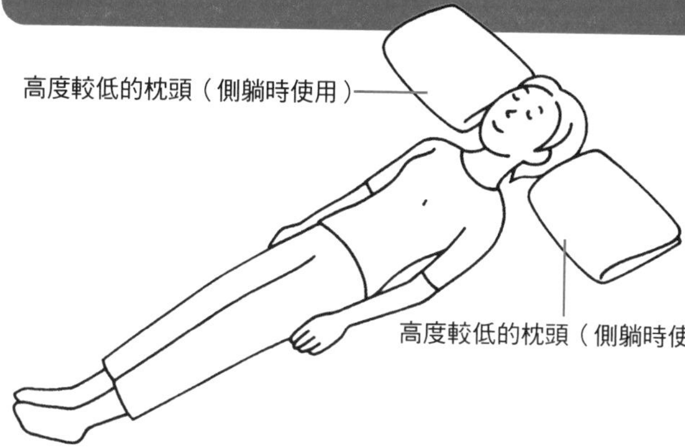

也確實有不少患者僅是透過不使用枕頭睡覺的這個方法，便輕鬆解決長年來肩頸部位僵硬緊繃的惱人問題。

除了不使用枕頭外，也建議大家採用如上圖所示的睡覺方式，亦即「在頭部兩側擺放兩個高度較低的枕頭」。頭部兩側的兩個枕頭是供側躺時使用。側躺時沒有枕頭支撐的話，頭部會向下傾斜約單側肩膀寬度，為了避免這種情況發生，請在頭部兩側各擺一個較薄的枕頭，讓頭部在側躺時有支撐。

生活術之⑳

「毛巾枕作戰」解決頸椎過直問題

雖然說為了頸、肩部健康，「不使用枕頭」比較好，但剛開始就幹勁十足地說「從今天起不使用枕頭」不見得會很順利。尤其有頸椎過直問題的人，仰躺時頭枕部下方若沒有枕頭支撐，會因為「感到不安而睡不著」。

遇到這種情況，我向大家推薦「毛巾枕作戰」。請先準備一個薄枕頭和數條毛巾，將毛巾一條一條包在薄枕上，大約跟平時使用的枕頭一樣高，這樣有頸椎過直問題的人應該就能安然入睡。但接下來才是重頭戲，每天拿掉一條毛巾，逐漸降低枕頭高度。亦即每天一點一點降低枕頭高度，慢慢進展至單用一個薄枕頭，最後不使用枕頭也能入睡。

嘗試「毛巾枕作戰」！

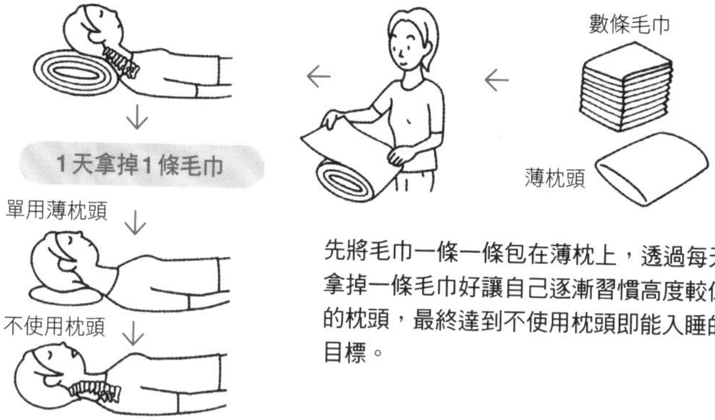

先將毛巾一條一條包在薄枕上，透過每天拿掉一條毛巾好讓自己逐漸習慣高度較低的枕頭，最終達到不使用枕頭即能入睡的目標。

利用「毛巾枕作戰」每天降低枕頭高度，逐漸改善頸椎過直的問題。枕頭逐漸降低，頭部也會逐漸向後方傾斜，頸椎便有足夠力道支撐頭部重量。透過這樣的方式讓頸椎慢慢恢復正常弧度。

「毛巾枕作戰」是利用睡眠中自己頭部的「重量」來矯正頸椎的方法，最大的優點是「在睡眠期間就能治療頸椎過直問題」。我將這個方法推薦給我的患者，不少人都跟我反應：「這個方法有效治好我的頸椎過直問題了！」

生活術之21

穿著頸部和肩部不易受涼的服飾

「坐在空調不斷吹著肩膀的座位上工作，一整天下來，頸部和肩膀應該會很僵硬且不舒服……」相信很多人都有這樣的經驗。關節一旦受涼，不僅活動度會變差，還容易衍生各種問題。原本就有頸、肩、背部不適症狀的人，更要特別留意不要讓這些部位著涼。

在衣著方面，盡量避免穿著露肩或露背的衣服。冬天穿戴圍巾或披肩，隨時保護頸部不受寒；夏天在冷氣房中則用薄絲巾圍住脖子，出門時隨手攜帶一條輕薄的披肩。另一方面，女性朋友留意不要穿過緊的胸罩，過緊容易造成血液循環不佳，進而促使僵硬或疼痛等症狀更加惡化。

生活術之22

泡澡熱敷的同時，放鬆頸、肩、背部

其實我不太推薦「半身浴」，畢竟只有下半身泡在水裡，而頸、肩、背部都暴露在空氣中吹風。所以，泡澡時必須是**熱水浸泡至下巴的全身浴，在39度的溫熱水中，放輕鬆地浸泡10～20分鐘**。浸泡在水裡時順便活動一下頸、肩、背部以利緩解僵硬緊繃。轉動一下頸部和肩胛骨、稍微後彎折腰……平時活動性不佳的關節，透過浸泡熱水也都能恢復流暢的活動度。身體浸泡在熱水裡時，建議大家同時進行「生活術之4」介紹過的「按壓下巴」。

然而全身浴容易令人頭昏腦脹，浸泡時間不可過長。此外也要留意浸泡後的體溫下降，尤其潮濕的頭髮容易造成頸部和肩部著涼，泡澡後務必用吹風機吹乾頭髮。

生活術之㉓

走路時確實收緊下巴，將重心擺在身體後方

想要維持胸椎為首的脊椎健康，絕對少不了「好好走路」。我們走路的時候，每踏出一步，脊椎彎曲的同時，胸椎的小面關節也會跟著微微移動。為了避免脊椎退化且又要維持正常功能，每一步每一步的刺激都非常重要。

但話說回來，並非任何一種走路方式都可以，以向前傾斜或駝背的姿勢走路，反而容易因為身體失衡導致腰部或膝蓋關節受損。

因此，首要之務是先學會「基本的正確走路方式」。走路時意識以下這「5項重點」，並且培養以正確姿勢走路的習慣。5項重點包含「❶確實收緊下巴」、「❷提起雙肩，擺動雙臂」、「❸反折腰部」、「❹腳向前踢時，膝蓋要伸直」、「❺走路時將7

正確走路方式的「5項重點」

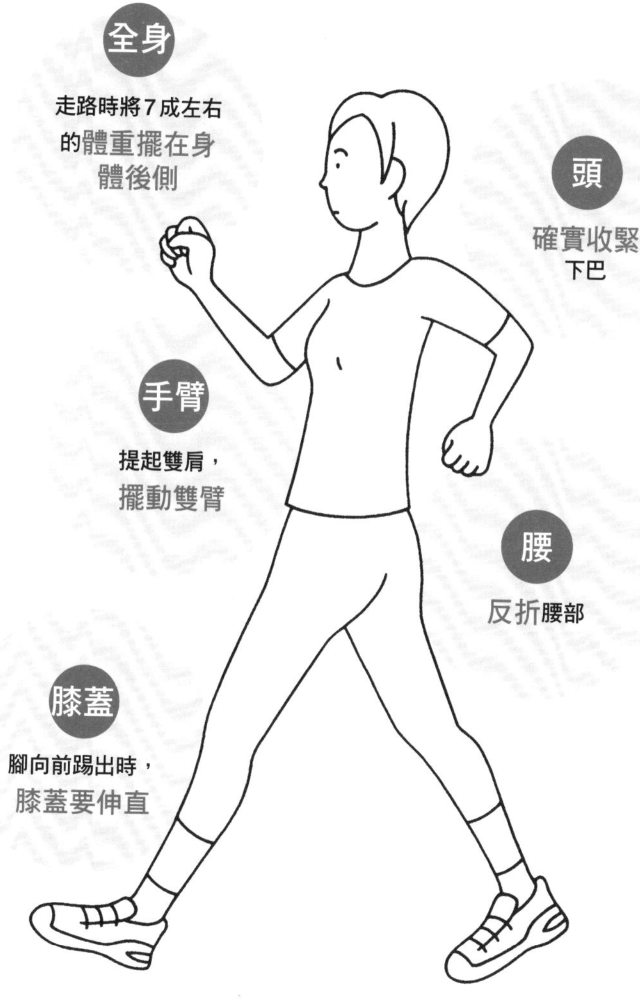
全身
走路時將7成左右
的體重擺在身
體後側
頭
確實收緊
下巴
手臂
提起雙肩，
擺動雙臂
腰
反折腰部
膝蓋
腳向前踢出時，
膝蓋要伸直

成左右的體重擺在身體後側」。

開始之前我想先補充說明一下，上下班或出門採買時，走路大幅度擺動雙臂可能會令人感到難為情，建議大家視當下情況稍微調整一下❷「擺動雙臂」的幅度，而其中最重要的是❺「走路時將7成左右的體重擺在身體後側」。走路時將重心擺在後方，讓脊椎承載身體重量，這將有助於各關節的順利運轉。另外，「7成」體重足以使上半身向後反折，如果不特別留意，恐變成身體前傾的走路姿勢，所以請大家走路時務必意識著「向後」，維持「重心再向後就會跌倒」的程度。

確實遵循這5項重點，讓從頭至腳跟的關節均勻負重，就能在脊椎發揮正常功能的狀態下好好走路。走路時正確使用名為脊椎的「支柱」，頸、肩、腰、膝蓋各部位的關節將運轉得更加順暢，而且不容易產生疼痛。建議大家務必培養正確的走路習慣，讓關節能夠持續順利運轉下去。

生活術之24

書本頂在頭上，練習直線走路

常見非洲農村的婦女頭頂著沉重的水瓶卻依然行動自如。事實上，唯有正確的走路姿勢，才有辦法做得到。**將頭頂至腳跟的重心線往後移動，並於重心線維持在後方的狀態下移動腳步，如此一來才能頭頂著重物向前走。**

換句話說，頭頂著東西走路是學習正確走路姿勢的一種訓練方式。請先準備一本大小適中，不會過硬且具有一定厚度的書本，像是字典之類的。將書本置於頭頂上，收下巴、挺胸並拉直背脊、將7成左右的體重擺在身體後側，然後一步一步慢慢向前移動。注意書本不能移動、不能搖晃，練習到能夠順利頂著書本走直線。當你能夠頂著書本行動自如時，相信你應該已經學會「正確的走路方式」。

生活術之25

學習「活動胸椎走路法」

為了讓身體和脊椎順利活動，建議平時經常使用刺激胸椎的走路方式。

接下來為大家介紹「活動胸椎走路法」。

我將活動胸椎的走路方式取名為「胸椎扭轉步行」，邊走邊大幅度扭轉手臂和上半身以促使胸椎進行扭轉運動。

關於「胸椎扭轉步行」的操作方法，基礎為「生活術之23」所介紹的正確走路姿勢，並且隨時意識著「5項重點」，尤其是將重心擺在身體後側。

除此之外，呈L形的手臂大幅度擺動，手臂向後拉起時順勢將上半身向斜後方向扭轉。舉例來說，左腳向前踏出去，呈L形的左手臂向後拉起的同時，上半身向左

「胸椎扭轉步行」的作法

手臂大幅度擺動，
上半身於抬起手臂時順勢向後扭轉

身體左側疼痛時

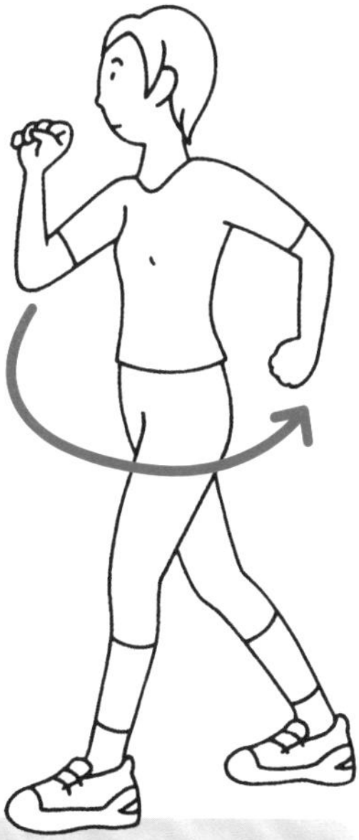

上半身往左後方
大幅度扭轉

身體右側疼痛時

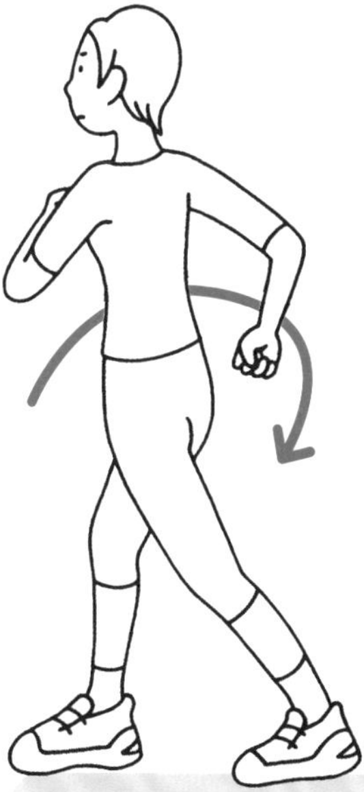

上半身往右側
大幅度扭轉

後方大幅度扭轉。接著換成右腳向前踏出去，右手臂向後拉起的同時，上半身向右後方大幅度扭轉。如此一來，每一步都能確實讓脊椎彎曲，並且藉由旋轉動作刺激胸椎。**透過邊走邊持續給予胸椎刺激，能有效放鬆胸椎關節並增加胸椎活動度。**「胸椎扭轉步行」所需時間不用太長，若每天固定步行20～30分鐘，可以試著在前3分鐘進行「胸椎扭轉步行」，或者下班走路回家的最後1分鐘進行「胸椎扭轉步行」，配合自己的生活模式加以調整。

僅身體單側有肩膀僵硬、頸痛、背痛、腰痛症狀的話，特別加強「疼痛側」，用力向疼痛側大幅度扭轉。藉由用力扭轉以減輕疼痛側關節所承受的重量負擔，有助於緩和疼痛症狀。

關節能否順利運作，會因為多加一點小動作的變化而有大不同的結果。建議大家多活動胸椎以利全身關節順暢運作，讓每一天的生活都能平順流暢。

Part 5

確實伸展胸椎，讓每一天的動作都如行雲流水般順暢！

人體活躍度的差異
取決於「身體核心」是否健全

對人類來說，脊椎是「支撐身體的支柱」，而這個支柱同時也是「活動身體的支柱」、「活動關節的支柱」。

這些「支柱功能」能否全力發揮，與胸椎是否盡責完成自己的任務息息相關。換句話說，胸椎沒有完成任務，「支撐身體」、「活動身體」、「活動關節」的支柱也就無法充分發揮身為支柱的功能。

人類所有活動都少不了「支撐身體」、「活動身體」、「活動關節」這3個軸心功能，一旦胸椎活動度變差，生存所需的重要功能也不免隨之衰退。

因此我認為胸椎是位於人體中心的「身體核心」。

這個「核心」並非單純位於人體中心，我們也可以將胸椎想成是人體的「活動核心」。亦即「支撐身體」、「活動身體」、「活動關節」等為了支撐人類基本、中心活動而存在的「核心」。

胸椎這個「核心」確實發揮功能，將能為我們的身體帶來「靈活」、「流暢」、「柔軟」、「年輕」和「強勁」，讓身體的活動性更為活躍。相反的，當「核心」不動時，身體因為失去「靈活」、「流暢」、「柔軟」、「年輕」和「強勁」而導致全身動作變僵硬，我們的活動度也會隨之逐漸衰退——我個人一直這麼認為。

因此，我們必須從平時開始好好保養胸椎這個「身體核心」、「活動核心」。每天確實活動胸椎，保持身體各項功能以避免失去「靈活」、「流暢」、「柔軟」、「年輕」和「強勁」。

我們的生活和活動因每天如何保養這個「身體核心」而有所差異。在Part5

單元中，我們將從如何讓每天的生活、往後的人生更美好的長遠角度來檢視「胸椎的重要性」。

胸椎害我們看起來比別人老好幾歲？

胸椎能否順暢活動也會對一個人的外觀造成影響。

例如駝背。**胸椎活動度差的人，幾乎100％都有背部微彎的情況。**

然而駝背容易給人負面印象，一個彎腰駝背的人，容易讓人在瞬間且無意識地留下「孱弱」、「有點年紀」、「漫不經心」、「沒有工作能力」的不良觀感，而負面的第一印象往往會對個人評價造成莫大影響。

除此之外，「日常動作的順暢度」也會大幅左右一個人的外觀。

如先前所述，胸椎活動度差的人，脊椎和關節的活動性也不會太好，導致身體無法順暢活動。轉身、站起身、蹲下身時，因感覺不到上半身與下半身的聯動性，而使卡卡的動作看起來像個老人。或許也因為脊椎緩衝功能衰退的緣故，部分細瑣動作少了些彈性、靈敏度和柔軟度，而必須動用全身時，還會有種笨重感。

有這些情況的人當中不乏才20、30歲的年輕女性，但笨拙的動作卻讓她們給人老氣橫秋的印象。

我認為不少人是因為胸椎活動性差，而在外觀上給人較實際年齡大上許多的印象，這其實非常吃虧，然而這些人幾乎都未察覺到不良姿勢和動作已經讓他們屈居下風。

其實只要找回胸椎原有的活動度，不僅能解決駝背問題，也能讓自己的動作更加順暢，整個人顯得更年輕。這些並非不可逆的問題，所以對於胸椎不適症狀、脊椎不適症狀千萬不要置之不理，務必妥善處理。想讓自己給人年輕又積極的形象，務必要重視每一天的胸椎保養工作。

減肥和維持體態也和「胸椎活動度」息息相關！

順帶一提，胸椎能否靈活運作也會影響「脂肪堆積方式」和「體態」。

如先前所述，胸椎活動度差的人幾乎都有頭部向前突出，背部彎曲的姿勢。平時一直維持這樣的姿勢，當全身重量無法平均分散，身體便產生「總是非常用力的部位」和「幾乎不用力的部位」的差異，一旦「幾乎不用力的部位」逐漸變鬆弛，這個部位將持續囤積脂肪。

那麼，「因鬆弛而容易囤積脂肪的部位」是指哪裡呢？通常是「小腹」、「臀部」或

「大腿」。大家應該有所察覺，這些也都是「我們平時非常在意脂肪囤積的部位」。這些部位一旦鬆弛且囤積脂肪，下半身變渾圓的同時，整個體型也會跟著走樣。

然而無論是脂肪囤積或體型走樣，只要確實恢復胸椎的活動度，這些問題便能迎刃而解。

改善頸椎過直和駝背問題，並且使脊椎恢復正常功能，自然會因為身體重量平均分散而帶動「小腹」、「臀部」、「大腿」等部位用力。確實使用這些部位的肌肉，有助於加速燃燒周圍的脂肪。令人在意的脂肪消失，鬆弛的部位再次凹陷，恢復成原本的體態指日可待。

我經常將「矯正姿勢是非常有效的減肥方法」掛在嘴邊，而實際上，的確有不少患者在治療所接受矯正姿勢、恢復脊椎功能、平均分散身體重量等治療後，不僅解決了肩頸等疑難雜症，同時也獲得纖細體態。而其中也不乏求診目的不在治療關節僵硬和疼痛，而是志在矯正體態和減肥的人。

矯正體態的重要關鍵在於胸椎，只要恢復胸椎原有的柔軟活動度，必定能打造柔軟且美好的體態。

胸椎不活動，一波又一波的老化擋也擋不住

「胸椎異常就是老化的開始」——我認為這種說法一點都不誇大。

請大家回顧一下我之前說過的內容，並且仔細思考。

胸椎不活動容易導致頸、肩、腰、膝蓋等部位的關節活動性變差，而關節功能也會隨使用頻率變少而衰退，通常患者主訴有僵硬或疼痛症狀時，身體多半已經無法隨心所欲地自由活動。當關節功能因不常使用而衰退時，運動功能會連帶受到不良

影響。

另一方面，胸椎無法正常活動也容易誘發疾病或惱人的亞健康症狀。如先前所述，神經或自律神經受到壓迫時，容易產生頭痛、眩暈、噁心、憂鬱等症狀。所有**身體不適症狀全部出籠，導致整個人顯得憔悴不堪的狀態也不是不可能的事。**

胸椎無法正常活動會使體型和身體動作顯得老態龍鍾。如我先前所說，駝背姿勢、脂肪囤積在小腹和臀部致使身材走樣，再加上日常動作的不流暢，這種種因素都造成身體的一舉一動盡顯「老態」，所才會有不少人明明很年輕，看起來卻比實際年齡蒼老許多。

看到這裡，大家有什麼想法嗎？

沒想到胸椎異常竟然會帶來一波又一波的老化，當胸椎欠缺活動度，各種不適症狀與問題席捲而來時，我們的樣貌和姿態也會開始出現老態。

面對這樣的問題，我們應該採取什麼樣的對策才好呢？經過我先前的各種解說，想必各位讀者應該已經瞭然於心。

沒錯，就是進行以「胸椎伸展操」為首的身體保養，只要確保胸椎的活動度，就能有效避免。

確實做好胸椎保養，有助於減緩身體的衰退與老化速度。雖然老化是任何人都無可避免的生理過程，但至少不要讓老化一波又一波接著來，盡可能將老化程度降到最低，速度減到最慢。

總而言之，能否防止老化，保持青春永駐，全取決於是否維持胸椎的柔韌。認真做好胸椎保養，返老還童將不再是天方夜譚。

我認為就某種意義而言，與其不斷進行抗衰老保養，不如提高胸椎功能還比較有返老還童的效果。

挺直背脊，順暢身體活動，常保關節健康，整個人自然顯得年輕有朝氣。為了預防老化和抗衰老，大家不妨試著努力維持胸椎的健康！恢復胸椎既有的柔韌，擁有柔軟的身體和柔軟的心，或許就能找回5年、10年前的青春。

胸椎僵硬緊繃的人容易提早「長期臥床不起」!?

在這之前我已經提過好幾次，胸椎欠缺活動度，身體的活動性也會愈來愈差。

脊椎功能退化易導致頸、肩、腰、膝蓋等部位的關節難以順利運轉，進而產生疼痛等不適症狀和問題。關節疼痛問題若拖延太久，關節功能會愈加惡化，久而久之會對「站立」、「行走」、「站起身」、「彎身」、「蹲下」、「坐下」、「支撐身體」等日常動作造成妨礙。

一旦我們的身體連這些基本動作都做不了，你覺得等待著我們的將是什麼樣的狀況呢？

沒錯，就是「長期臥床不起」。

可能有不少人認為「長期臥床對自己來說是很久以後的事」。

但大家千萬不能太早鬆懈。

因為**胸椎僵硬緊繃的人「防止長期臥床的身體功能」**相對較差。

為了避免長期臥床，我們必須維持良好的「翻身」、「撐起上半身」、「站起身」等身體功能。從仰躺姿勢，翻身扭轉身體成側躺姿勢，然後再翻身成俯趴姿勢，在俯趴姿勢下，透過手臂、腹肌和背肌的用力撐起上半身。抬起頭部和上半身後，膝蓋彎曲且下半身用力站起來——這一連串的動作要一氣呵成，身體才能從橫躺變成直立。

然而胸椎功能一旦衰退，旋轉脊椎翻身、彎曲脊椎撐起上半身、支撐著頭部和上半身的狀態下站起來等動作將變得窒礙難行。換句話說，胸椎失去活動度的話，這一連串的動作將提早變困難，到最後長期臥床不起的時間點也會提早到來。

誰都不想臥床不起，因此我們要想辦法阻止身體無法隨心所欲活動的情況發生。

我們現在能提早準備的就是好好保養胸椎，維持脊椎的正常功能。

我認為保持胸椎的活動度是攸關人類一生的重要課題。

在治療疼痛的世界裡，我經常使用「Life is motion」這句話。

這是我很喜歡的一句話，直譯的話是「人生即是不斷地活動」，而我則是以「能動才是人生」、「能動才得以享受人生」的方式來加以詮釋。

想要貫徹「能動才是人生」，必須確保胸椎的柔韌與脊椎的柔軟度。

胸椎肯定是能夠改善身體活動和改善人生舞動的重要關鍵。

一輩子只有一次的人生，等到身體快要不能動，快要臥床不起前才來後悔，一切就都太遲了。

各位讀者，為了不讓自己將來後悔，讓我們從現在開始每天好好保養胸椎，確保胸椎的柔韌，使未來的人生朝更美好的方向前進吧。

胸椎靈活動，身體和人生也跟著精彩舞動

想必在各位讀者之中，應該有不少人「在這之前完全沒留意過胸椎這個部位」吧。大家沒有留意且漠不關心也是無可厚非之事。

如先前所述，就連醫學界在這之前也幾乎不重視胸椎這個部位的關節，雖然同樣屬於脊椎的一部分，但比起頸椎和腰椎這兩大「明星」，胸椎顯得格外不起眼，好比

是存在感非常薄弱的「影子」。

但這個「存在感薄弱的關節」其實「可說是所有關節中最任重道遠的部分」。

由上述內容可知，想要脊椎和關節發揮正常功能，絕對少不了胸椎的運作。胸椎正常運作，我們才得以靈活且流暢地活動身體。胸椎所具有的靈活可動範圍，正是全身自由活動的關鍵所在。

胸椎的活動度好比是全身動作的發動機，胸椎僵硬緊繃時，各關節運作不順暢，全身動作因此變生硬；但胸椎靈活柔軟時，各關節運作順暢，全身動作也因此變得收放自如。由此可知，胸椎確實活動，全身關節始能順利運作。

除此之外，順利運作的並非只有關節，胸椎發揮正常功能可以使人體動作流暢優美、健康情況愈來愈好、老化步調逐漸放慢，在各個層面都迎來好轉。

先前提到胸椎是「身體核心」，是「活動核心」，只要確實改善「核心」並使其正常運轉，相信我們的身體肯定也能順利步上正軌。

「身體核心」正常運作，各關節齒輪彼此咬合且順利旋轉，健康和美容的齒輪同樣也能彼此咬合且順利旋轉，在所有齒輪都順利運作的情況下，每天的生活和人生都將朝向更美好的方向前進。

所以我們真的要好好重視胸椎，並且每天積極保養胸椎這個「身體核心」。早晚各進行一次「胸椎伸展操」，找回順暢轉動的關節和流暢活動的身體。以期脊椎功能恢復正常後，僵硬緊繃和疼痛等問題能不藥而癒。培養每天保養胸椎的好習慣，打造**遠離肩、頸問題的身體**。

讓我們一起改變每一天。

好好伸展胸椎，讓每一天過得順心、順暢一些。

來吧，各位！好好伸展嘎吱作響的僵硬胸椎，恢復柔軟運轉的關節和活動自如的身體。找回輕鬆寬舒的每一天，讓人生更加滑溜順暢。

結語

這麼多年來，我經常針對頸部有不適症狀的患者進行頸椎和薦骼關節的「關節囊內矯正術」，針對腰部有不適症狀的患者進行腰椎和薦骼關節的「關節囊內矯正術」，兩者都獲得相當不錯的效果。但對於部分長期深受嚴重症狀所苦的患者，卻遲遲不見改善的成效。經過我的觀察與研究，終於設計出一套劃時代的有效改善方式，那就是這本書中為大家介紹的「胸椎伸展操」。

「頸椎椎間盤」和「腰椎椎間盤」是多數人耳熟能詳的部位，唯獨「胸椎椎間盤」對大家來說，可能是個十分陌生的關節。但頸椎前彎弧度消失的「頸椎過直」或腰椎前凸弧度消失的「平背」都和胸椎這個部位的關節脫離不了關係。

換句話說，胸椎像是「無名英雄」般，不僅參與扭轉身體的運動，也可以說是「控制胸椎等同於控制身體姿勢」的部位。

只要透過本書所介紹的「胸椎伸展操」，我們便能靠自己的力量保養如此重要的關節。書中介紹的這些體操除了可以解決胸椎的關節攣縮問題，還具有預防頸部和腰部關節攣縮的效果。我經常在電視、廣播等媒體上宣導，透過這些體操先為頸痛或腰痛做「超前部署」，從而打造一個能夠遠離各種不適症狀的健康身體。

深受頸部、腰部不適症狀所苦的人，因使用手機、電腦或工作細分化等種種因素而與日俱增，我希望不僅能在臨床上實際解決這些患者的不適症狀，更希望能為他們打造一個預防性的治療環境。於是本團隊與KOKUYO（家具、文具用品製造商）共同開發配合個人需求可上下調整的辦公室家具、與BIC CAMERA（家電量販店企業）共同開發頸椎過直專用的枕頭、與電通共同開發關節囊內矯正術專用的「SAKAI

矯正磚」等等，但開發遠遠趕不上文明進步的速度也是無可避免的現狀。所以我認為「自己保護自己的身體」是將來的社會所不可或缺的必要條件。

「胸椎伸展操」和一般肌肉訓練不同，只需要短短的10秒，對工作忙碌的現代人來說再適合不過。除了特殊疾病外，關節僵硬無關遺傳或年齡，只有正常可動範圍內「能動或不能動」的差異。建議大家每天透過這個伸展操活動胸椎，甚至關節。

最後，由衷感謝給予我機會出版這本書的KADOKAWA的藤原將子先生和相關人員，以及協助完成原稿製作的高橋明先生。

另外，每天為我加油打氣的工作人員、家人，20年來一直支持我卻已經前往天國的妻子，以及給予我許多學習機會的本治療所的各位患者，真的打從心底感謝您們。

2019年12月

酒井治療所院長
酒井慎太郎

酒井慎太郎

酒井治療所（さかいクリニックグループ）院長，柔道整復師，千葉羅德海洋棒球教室醫學顧問，中央醫療學園特別講師，網球矯正術的創始者。
活用擔任骨科、腰痛專科醫院、足球球隊臨床醫事人員時的實務經驗，專治腰、頸、肩部等關節疼痛和運動傷害。基於解剖實習經驗，發明獨創的治療手法「關節囊內矯正術」，並以此主軸，針對頑固的腰痛、頸痛、肩膀僵硬、膝蓋痛進行矯正術治療，也曾經為專業運動員和藝人等多位名人進行治療。另外，曾經在電視節目中被譽為「擁有神之手的治療師」，並且參與多種電視等媒體演出，目前為TBS廣播節目「大澤悠里YUU YUU WIDE週六版」的固定班底。
著作包含《脊柱管狭窄症は自分で治せる！》、《首・肩の頸椎症は自分で治せる！》（学研プラス）、《死ぬまで歩きたいなら首・腰・骨盤・ひざ・足底の「5つのクッション」を整えなさい》（ぴあ）、《腰痛は99％完治する》、《肩こり・首痛は99％完治する》（幻冬舎）等。

解決肩頸僵硬的
10秒胸椎伸展操

出　　版／楓葉社文化事業有限公司
地　　址／新北市板橋區信義路163巷3號10樓
郵政劃撥／19907596 楓書坊文化出版社
網　　址／www.maplebook.com.tw
電　　話／02-2957-6096
傳　　真／02-2957-6435
作　　者／酒井慎太郎
翻　　譯／龔亭芬
責任編輯／王綺
內文排版／洪浩剛
港澳經銷／泛華發行代理有限公司
定　　價／320元
初版日期／2021年7月

國家圖書館出版品預行編目資料

解決肩頸僵硬的10秒胸椎伸展操 / 酒井慎太郎作；龔亭芬翻譯. -- 初版. -- 新北市：楓葉社文化事業有限公司, 2021.07　面；　公分

ISBN 978-986-370-300-6（平裝）

1. 運動健康　2. 放鬆運動

411.711　　110007248